脳が活性化され、
学ぶ力が身につく！

学習に悩める人の救世主

「α《アルファ》君の部屋」

尾崎昭雄 著

日本地域社会研究所

コミュニティ・ブックス

発明品「α君の部屋」見取り図

α君の部屋に配置されているもの

❶ α点
❷ αシリンダー
❸ ドキドキオブジェ
❹ 三脚
❺ ブックスタンド
❻ 音源
（ポータブルオーディオプレーヤー）
❼ 音源台
❽ バランスディスク
❾ 椅子

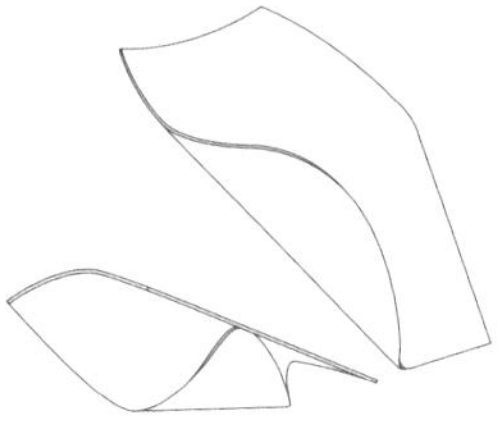

ドキドキオブジェ　見れば不思議と気分が高揚してイメージが広がる。詳細は 59 ページ参照

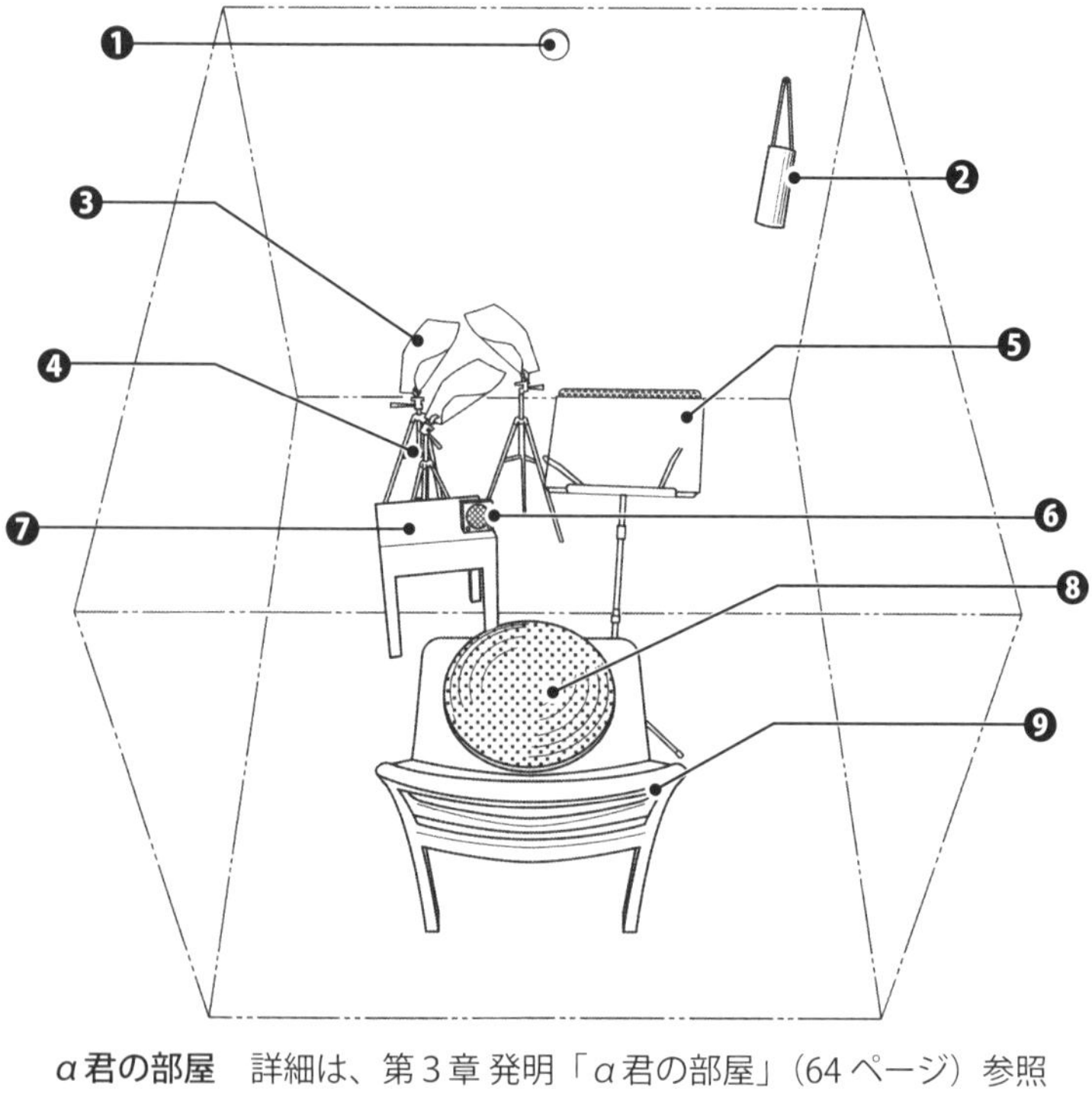

α君の部屋　詳細は、第3章 発明「α君の部屋」（64 ページ）参照

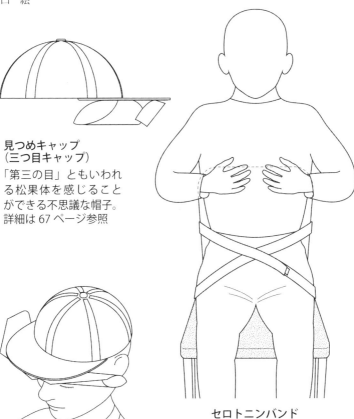

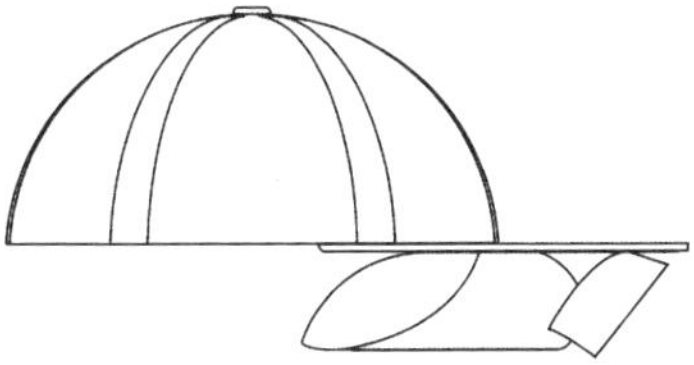

見つめキャップ
（三つ目キャップ）

「第三の目」ともいわれる松果体を感じることができる不思議な帽子。
詳細は 67 ページ参照

キャップをかぶると、第三の目にあたる部分に「X」印の虚像が現れる

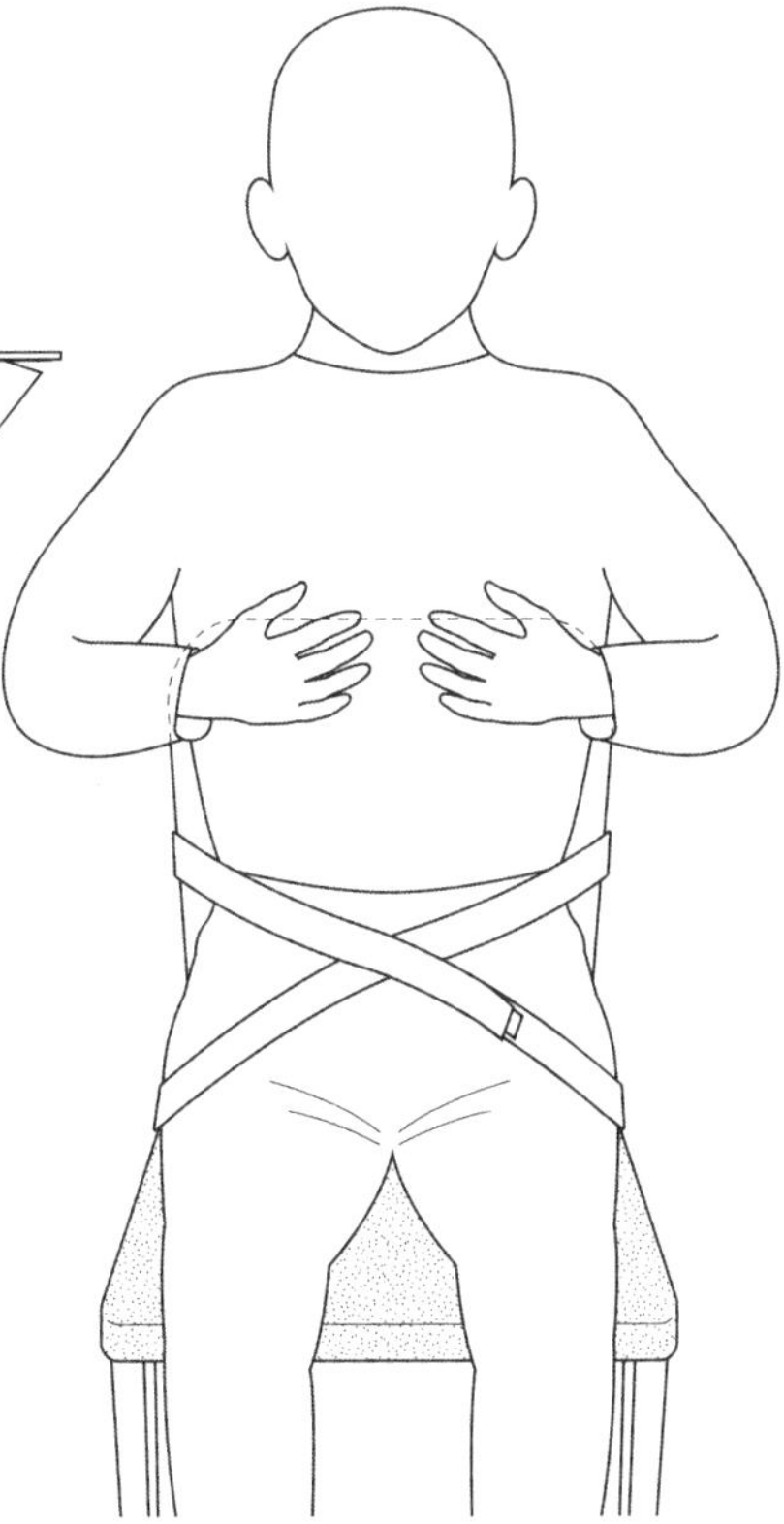

セロトニンバンド
詳細は 62 ページ参照

椅子に座る際、丹田部で「８の字」になるようにバンドを交差させて装着する。やや前傾姿勢で腹式呼吸をするのがコツ。息を吸い込むときの丹田の膨らみと、吐き出すときの丹田のへこみが無意識のうちに感じられ、自然と丹田呼吸に誘導される。心地よい緊張感を保った状態となり、脳ではα波が出現し、結果的にセロトニンが分泌される

はじめに

私の朝は暗唱音読から始まります。たとえば、枕草子の「春は、あけぼの。やうやう白くなりゆく、山ぎは少し明りて、紫だちたる雲の細くたなびきたる……」という具合に。

リタイアして早8年。この間、5つの自己目標を掲げ、セレンディピティ（偶然の幸福に出会う力）を信じて余生を過ごしています。

その自己目標の一つにボランティア活動があります。小学校の学童保育ボランティアは5年間継続しています。その教室で1、2年生が取り組んでいる暗唱音読にはいつも驚かされます。彼らの呑み込みの早さを見るにつけ、自分もあのころの頭脳に戻りたいという願望を強くもつようになりました。

今回、これを可能とする発明に運よく進展が見られました。その概要を私の体験を基に紹介します。

２０１９年春のある朝、突然ヴァーチャル空間が頭にひらめきました。

その仮想空間に入り座ると、自分の呼吸のみを感じ取り、自然に力が抜け、何かに目覚めた気分になりました。それは今までに体感したことのないものでした。これが瞑想状態なのか、フロー状態（精神的に集中して充実感が得られた状態）というものなのか、自分に問いかけました。

何とかしてこの空間をリアルに再現できないものか――。これが私の発明に繋がるチャレンジのスタートでした。

この過程で発明したものを簡単にご説明しましょう。

まずは、「ドキドキオブジェ」。見れば不思議と気分が高揚してイメージが広がります。

つぎに「セロトニンバンド」。これを装着して腹式呼吸することで、気持ちのよい緊張感を得ることができます。リラックス状態を得られるのです。

集中状態に入るための新たな方策も具体的に示すことができました。記憶力についても、情報のインプットとアウトプットのバランスをとることで改善されることが実証できました。

「ドキドキオブジェ」を見つめ、「セロトニンバンド」を装着して腹式呼吸すると、学習に関する4つのキーワード、すなわち、リラックス力、イメージ力、集中力、記憶力についても、学習者の個々の弱点を強化することが可能となり、学習効率の大幅な向上が期待できます。私はこれらを備えた空間を「α君の部屋」と命名しました。

商標登録した「α君の部屋」の「α」は、α波に由来します。ご承知のとおり、α波は気

学習に関する４つの力

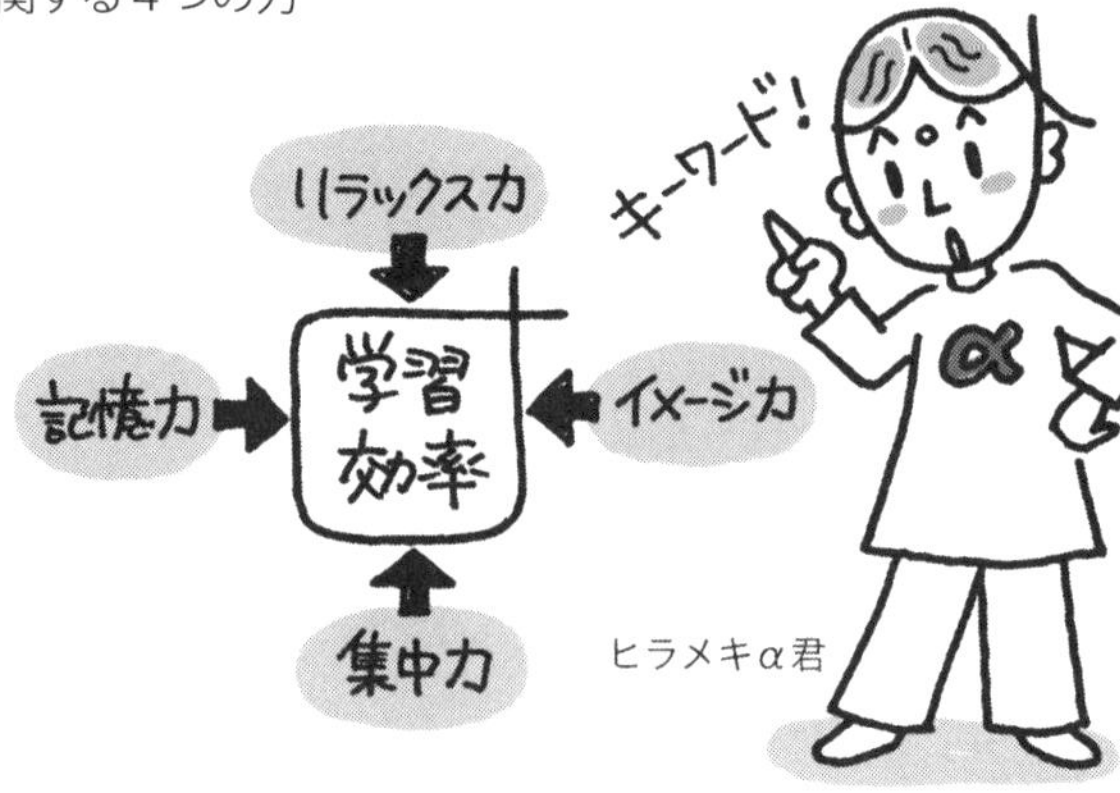

持ちが落ち着いたときに現れる波形で、坐禅やヨガなどで瞑想状態に入ると現れます。訓練すればこの精神状態をつくりだすことができ、記憶力、集中力のほか、創造力も高まり、ストレス解消にも役立つとされています。

自ら実験台となって「α君の部屋」に入り、英語学習、速読、記憶力（暗唱音読）で、どのようにレベルアップできるか自己評価しました。われながら良好な結果を得ることができました。

「α君の部屋」では、学習に関する４つのキーワードのうち、学習者の自信のない「力」を標的に強化、学習することができます。

「α君の部屋」は、私と同じようなコンプレックスをもっている人、たとえば、語学で挫折している人、本を読むスピードが遅い人、記憶力に自信のない人などに、ぜひおすすめしたいと思います。集中して学習できる

「α君の部屋」発明

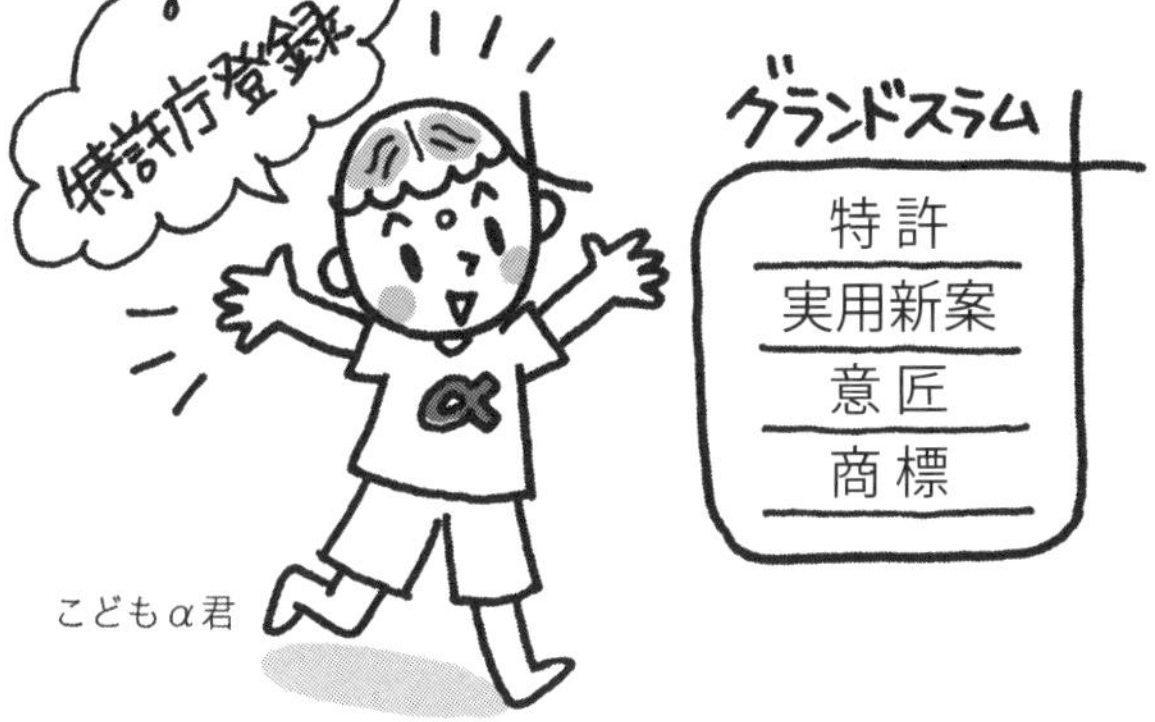

人、記憶できる人に変身できると信じているからです。

もう一つの発明品「見つめキャップ」は、「第三の目」ともいわれる松果体を感じることができる不思議な帽子です。これは第6章で詳しく述べます。

2020年の夏までに、「α君の部屋」関連の発明は予定どおり進行し、その5種（「ドキドキオブジェ」「セロトニンバンド」「α君の部屋」「見つめキャップ」「商標α君」）の登録申請を特許庁に提出しました。

2021年の春までに、すべての登録が完了し、特許庁のお墨付きを得ることができました。

この発明「α君の部屋」が、目標をもっている人、とくに受験、資格取得を目指す人に役立てば幸いです。

「勤勉」は日本の文化です。75歳の後期高齢者の私でも、脳の活性化を日々、感じています。

目次

口絵　発明品「α君の部屋」見取り図……2
はじめに……4
第1章　セレンディピティが高齢者の生きがい……13
好きな言葉「セレンディピティ」……14
コーチングスキルとの出会い……15
コーチングでの出会い「S三人衆」……21
3人のマドンナ……23
右脳を活用する学習法への興味……28
「ドキドキオブジェ」との出会い……34

第2章　脳が喜ぶ子どもの学習法 …… 37
学童保育での児童コーチング …… 38
子どもの能力、潜在能力 …… 42
ABCとCCQと無視 …… 48
子どもの学習法からのヒント …… 50
第3章　発明「α君の部屋」 …… 57
「ドキドキオブジェ」の発明 …… 59
「セロトニンバンド」の発明 …… 62
「α君の部屋」（学習部屋構造）の発明 …… 64
「見つめキャップ」の発明 …… 67
商標「α君」 …… 69

第4章　なぜ、「α君の部屋」で学習効率が良くなるのか …… 71
学習効率に関する４つのヒラメキとその理由 …… 72
「α君の部屋」でヒラメキ学習法 …… 75
簡単にできる集中法 …… 82
記憶力を良くするヒント …… 85
集中力と記憶力の関係 …… 89
「α君の部屋」に施した工夫 …… 91
ヒラメキ学習で起きた変化とその成果 …… 94
自分の学習スタイルを知り、学習を継続する …… 98

第5章　心と体の健康を支える「α君の部屋」 …… 101
セロトニンで安心を得る …… 102
深い眠りと夢 …… 106
速音読で認知症の予防 …… 107
リラックス呼吸と集中呼吸で免疫力アップ …… 109

視力回復に効果的なソフトアイ……110
ストレス解消……110
学ぶ力を楽しむ……114

第6章「α君の部屋」と第三の目（松果体）……115
松果体を目覚めさせるイメージトレーニング……116
「α君の部屋」で松果体を活性化する……118
「見つめキャップ」と三つ目キャップ……124

第7章「α君の部屋」を使用する学習者をコーチングでサポートする……129
セルフコーチング……130
学習者のオリエンテーション……132
学習者の現状認識と行動……134
評価し、さらに最終目標へ前進する……135

おわりに……136
参考文献……139

本文イラスト　幡谷智子

第1章

セレンディピティが高齢者の生きがい

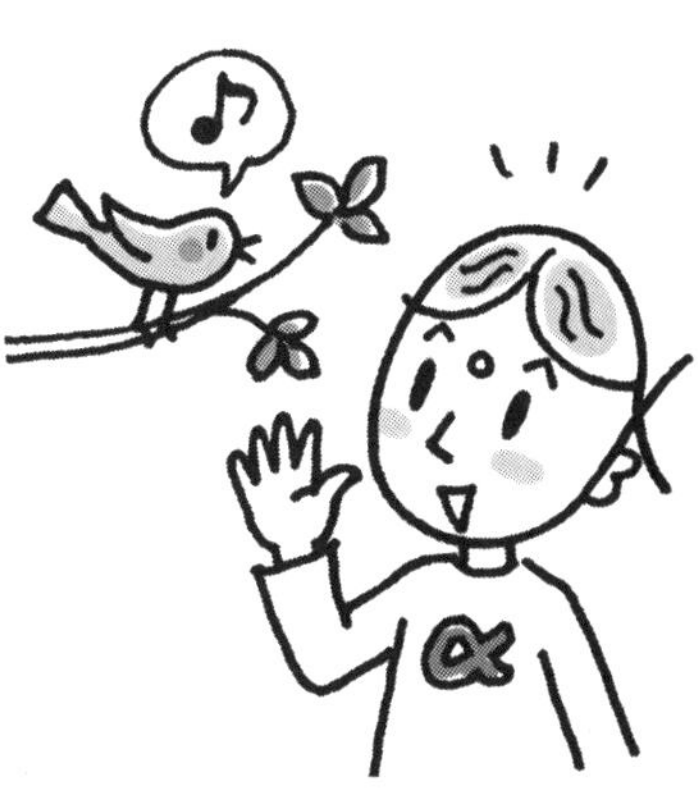

好きな言葉「セレンディピティ」

茂木健一郎さんの著書を読み、好きになった言葉があります。それは「セレンディピティ（偶然の幸福に出会う力）」です。私はこれまで偶然の出会いから多くの生き甲斐を見つけています。これらの延長線上に発明「α君の部屋」があります。

リタイア人生の準備期間に、「今までの仕事人間からボランティア人間になるぞ！」と自分で変身宣言をし、9年間が経過しました。

現時点でのボランティア活動の中心は、小学校の学童保育での「児童コーチング」です。

6年目に突入し、自分の評価では、満足度の高い活動になっています。その内容については、第2章

セレンディピティ

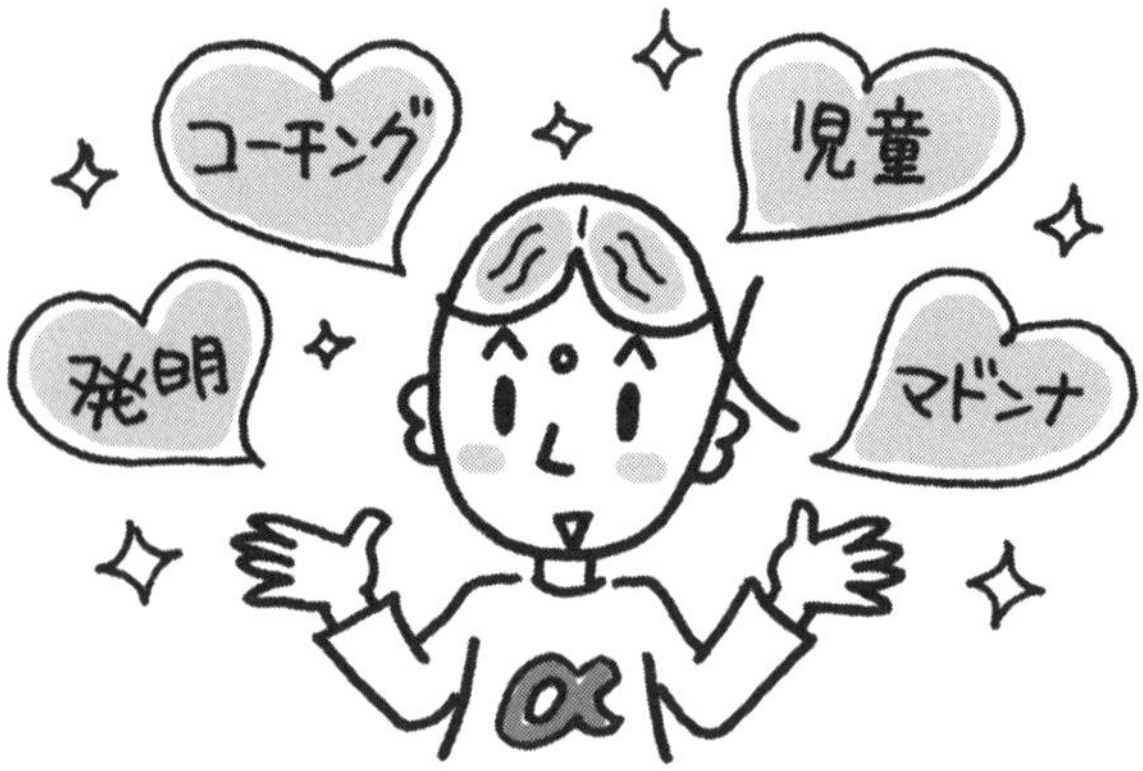

「脳が喜ぶ子どもの学習法」で紹介します。

実は、私にはやりたいけれどまだ実現していない、もう一つ別のボランティア活動があります。2020年オリンピック開催（2021年に順延）が決定した際に心に沸き起こった、「その時期に英語でボランティアガイドをしたい」というものです。それには英会話のレベルアップと日本の文化・歴史の学習が必須になります。

実現させるためには何に取り組めばよいか考えました。従来の学習法ではなく、脳を活用する新たな学習法を模索し、短期の成果を目指しました。ここでさらに新たに「発明」という目標が芽生え、発明「α君の部屋」が誕生することになるのです。

その発明に至るまでのセレンディピティをここで振り返りたいと思います。セレンディピティを呼び込むには、「行動する」「気づく」「受け入れる」の3つの条件がポイントになります。

コーチングスキルとの出会い

私の場合、コーチングとの出会いがリタイア人生を豊かなものにしてくれました。

２００９年に役職定年を迎えるにあたり、リタイア人生に活用できるスキルを習得したいとの思いが強くなり、情報収集をしていました。

その日が迫る中、通勤車中で新聞を読んでいたときのこと。大雑把に目を通し、読み終わろうとしたとき、たまたまある小さな記事に目がとまりました。

一流企業が子会社の従業員教育にコーチングを採用し、成果を出しているという内容でした。「これだ！」と、インスピレーションでそのセミナーを主催するコーチ・トゥエンティワン（当時）という会社に連絡し、その場でコーチ資格取得コースを申し込みました。連絡したとき、セミナーは締め切り間近でした。今、振り返ると、これこそ私にとってセレンディピティそのものだったように思います。

この勢いに乗り最短でコーチ資格を取得することができました。せっかく手に入れた資格を活用しない手はありません。私は定年までの猶予期間３年を活用し、社内でコーチングを試みることにしました。希望者を募り、彼らにコーチとしての役割を果たさせるとともに、自分自身もコーチングのスキルアップに努めたのです。

ところで、コーチの役割は「コーチングフローに従い、クライアントに問いかけ、目指すターゲットへ一緒に向かい、クライアントが目標に到達する」ことです。私のコーチングの最終目標は、自分で自分のコーチをすることなので、以下に自分自身のことを記しておきます。

ステップ１　自分の目標を明確にする

リタイア人生スタート時の目標をすぐに設定しました。それは、①ボランティア活動、②コーチングの活用、③英会話、④80代のゴルフ、⑤放送大学での学習、の５つです。

ゴルフ以外の目標は関連性があり、全体的に生き甲斐を感じるものです。

さらに、オリンピック誘致が決まったことで「ボランティアガイド」を目標に追加し、この目標に近づくため、２０１９年から「発明」をスタートさせました。そして、「自分に適した学習法を見つけ、英会話をレベルアップし、必要な知識を習得し、ボ

コーチング

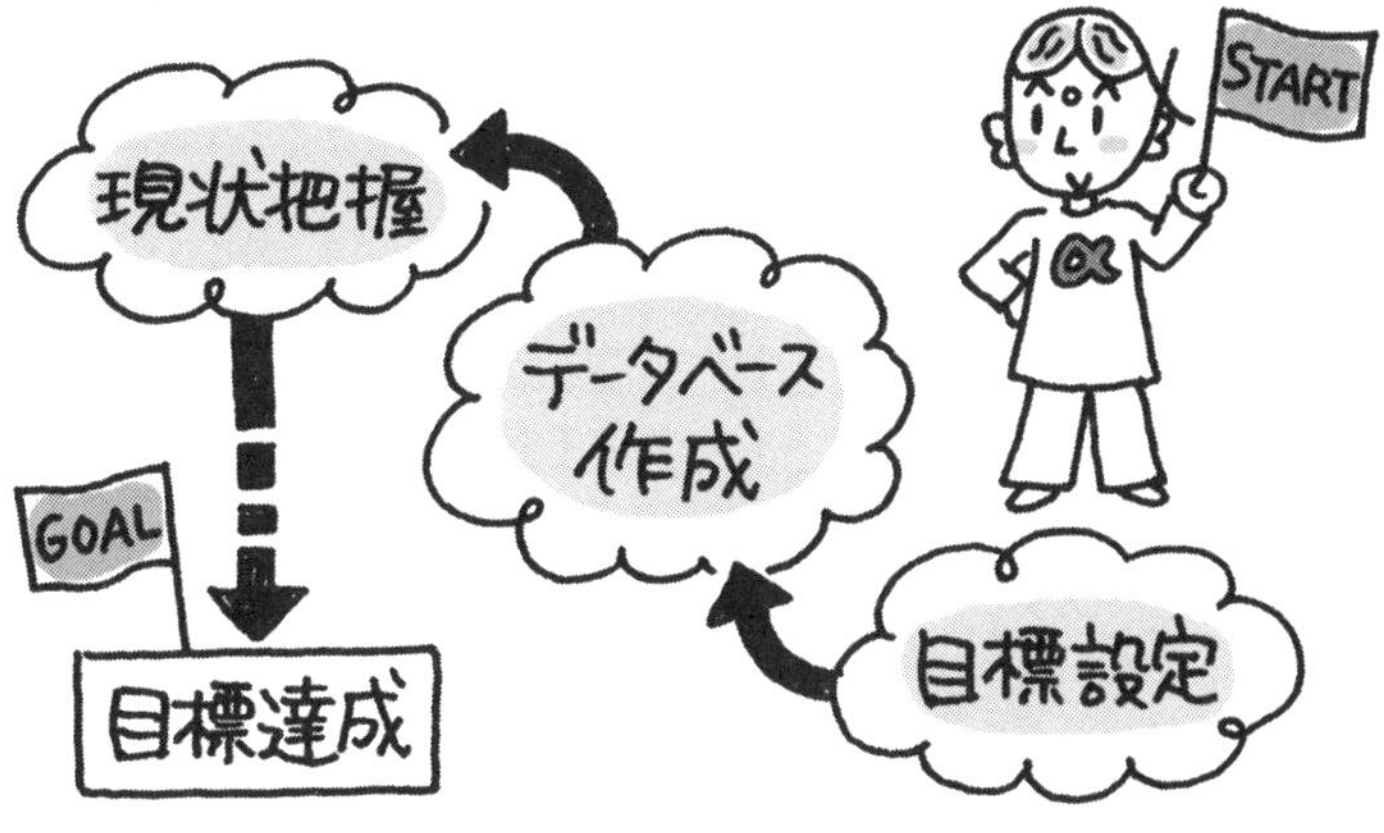

ランティア活動に生かす」ことを新たなターゲットとして定めました。

自分に適した効率的な学習法とは何か。原点に戻り、自分コーチングがスタートしました。

ステップII　自分のデータベースを作成

コーチングでは、相手を観察する手段として、各種のアセスメントが準備されています。

自己分析すると――。

コミュニケーションタイプはアナライザー色が濃く、プロモーター色は薄いです。

- 物事に取り組むとき分析する
- 粘り強く、最後までやり遂げる
- 安定感があり、かつ安全な人間関係を好む
- 細かいことが気になる

学習スタイルは聴覚系と言語感覚系が優位感覚です。

- 資料を読むより講義を聴くほうが頭に入る

- 学習するときは、静かな環境を好む
- 自分の論理でまとめ、理解を深める
- 発表機会が学習の動機付けになる

ステップⅢ　英会話と知識習得に関する現状把握について（2018年以前）。

- 早朝学習は効率が上がる
- 自分なりに学習の工夫はしている
- 教材は幅広く準備している
- 美的感覚が乏しく、丸暗記することは無理と決めつけている
- 語学は長年チャレンジしているが、イメージ不足が原因か会話力はまったく自信がない
- 本も読みたいが、時間がかかる
- 睡眠時の楽しい夢はあまり見ない。見ても白黒
- 大事な場面では緊張し、リラックスは不得意
- 記憶力は良くないと決めつけている
- スピードについていけない

右脳優位・左脳優位の観点から、「自分に適した学習法」に関する自己分析で得られた結論が、もう少し右脳を活用したほうがよいとの示唆でした。

ところで、左脳優位の私に対峙する存在として、右脳優位の家内がいます。その特徴を挙げてみましょう。

●テレビ番組は私が見ない番組ばかり、Eテレを中心に対談番組は外さないようだ
●毎朝テレビ体操を欠かさない
●イメージ力抜群、思い出はイメージで引き出す
●テレビ映画で楽しみながら英語の聴き取りをしているようだ
●ストーリーのない教材へは興味を示さない
●総天然色の夢を毎日見ているようだ
●前世はかぐや姫か清少納言か（?）、歌人として短歌に全エネルギーを注いでいる
●短歌モードへ入る環境（海、山、図書館）にこだわっている
●典型的な右脳優位で、第二歌集を年初に出版する予定で私と競っている

このように、私には理解できない部分が多々ありますが、「自立してください！　将来一

人になったときに、お互いに困らないように」が、彼女の口癖で、これだけは最近、少しずつ理解できるようになっています。

コーチングでの出会い「Ｓ三人衆」

私が今もコーチングに魅力を感じ、生き甲斐のコアになっているのも、Ｓ三人衆との出会いがあったからです。

１人めはＳ１さん

２００９年６月にコーチ資格を取得し、社内でコーチングの啓発をスタートさせましたが、このときの第１号の賛同者が研究者のＳ１さんでした。興味を感じたらすぐに行動するタイプで、部下の教育に情熱を注ぐ人物です。マインドマップ等の研修を独自に展開していました。私も何回か招待され参加しました。

当時ＭＢＯ（成果主義）が取り入れられ、目標設定や評価について意見交換した記憶があります。上司と部下のコミュニケーションが重要で、上司のコミュニケーション力が問われていました。研究者として生きるか、管理監督職としてリーダーシップを発揮するか、彼自身が選択すべき時期だったのでしょう。

Ｓ１さんに、対話を中心に成り立つコーチングの話をすると、自分もチャレンジし、コーチの資格を取りたいとの意思表示がありました。私より優秀なコーチの誕生でした。今でも年１、２回、情報交換をしています。

２人めはＳ２さん

Ｓ２さんは、グループの生産会社で品質保証を担当し、方針がぶれない仕事のできる人材でした。私も生産系の仕事を中心に生きてきた経緯があり、その会社でも数多くの管理職のコーチを体験しました。

周りの人の情報では、Ｓ２さんは親密な関係でない私のコーチングを承諾しないだろうとの意見が大半でした。そこで、私は直接、Ｓ２さんと話をすることにしました。

私の話を聞いての彼の結論は、「コーチングを受けてみたい」でした。品質保証部門のモチベーションを向上する手段の一つとして、部下へのコーチングを考えたようでした。

S2さんもコーチ資格をとり、現在も部下の育成に取り組んでいます。

3人めはS3さん

S3さんは生産部門のトップから役員に上り詰めた人材です。

自分自身に、私が推薦したコーチ・トゥエンティワンの桜井社長（当時）をコーチとして迎え、コーチングのすばらしさを体感してくれた一人です。

3人のマドンナ

密かに「マドンナ」と呼んでいる女性たちの存在も、私の生き方に影響を与えています。

1人めはTさん

ご主人と2人で脱サラをし、園芸店を近所に開業されました。ご主人が庭の造園、Tさんが営業を担当されています。

どのようなご縁であったのかははっきり覚えていませんが、荒れ放題のわが家の庭の手入れを手始めに、庭の配置換え、木製の塀やウッドデッキの設置をお願いしました。

3人で納涼会をする仲になり、コーチングモードでTさんにこれからやりたいことを聞くと、「花やハーブの知識を高め、資格を取得し、地域に貢献できる人になりたい！」と答えてくれました。

高齢者の一人暮らしが多いこの地域。もし私がTさんだったら、との前提で、

①鉢植えの花を月1回届け、声掛けと育て方の会話をする。

②2週間後に経過を見に訪問し、コミュニケーションする。

と、一石二鳥の提案をしました。

しばらくして、Tさんから「花リズムサポーター」のパンフレットが届きました。

私が第一号のお客さんになった関係で、月に2回、Tさんが現れ、花の話や彼女の関心事であるコーチングを話題に、1時間程度、会話を楽しんでいます。

この何気ない会話の内容が発明のヒントになったのは事実です。

実用新案の申請に必要な図面は、イラスト上手なご主人に依頼しました。

2人めはHさん

Hさんは小学校放課後学童保育の責任者です。Hさんとの会話やその気配りに、いつも元気をもらっています。

Hさんとは2015年の夏休み、私が宿題を支援するボランティアを引き受けたときに出会いました。その後、Hさんが希望されたので、コーチングを開始しました。

「何を目指しますか?」の私の問いかけに、基本方針を聞いてびっくりしました。それは、「子どもの成長を願い、子どものやりたいことは可能な限りやらせたい」でした。

もちろん、放課後に子どもを預かり、安全に保護者に引き渡すという基本条件にプラスする内容でした。私はその趣旨に賛同し、「延長時間帯（17時30分~18時30分）に子どもと一緒に宿題をする学習タイムと、その後の遊びと会話でボランティア活動をしたい」と申し出て、今も継続しています。今年で6年めに入ります。

その間、子どもたちの成長を私の視点で見つめてきました。子どもたちからもらう数多くの贈り物（アクノレッジ）が私の生き甲斐になっています。

3人めはRさん

Rさんは高校3年生。一番若いマドンナです。自分の孫に近い歳です。

Rさんが中学1年生のとき、彼女のお母さんから学習支援を頼まれ、地区センターで部活がない放課後の時間帯でスタートしました。

ボランティアなので、1対1でどちらか一方がいつでも終了できる条件でした。

引き受けた段階で、「中学生コーチングの始まり」でした。

「今日は何をしたいの?」に対し、「勉強はしたくない」。次の問いかけをしても、周囲を気にしてか、なかなか返事が返ってきません。

乙女の気持ちはすぐには理解できません。

沈黙の時間帯は延々と続きます。

オープンスペースから部屋へ変更し、コーチングを継続しました。

テストの前には勉強もしました。でも会話は一向に進まず、大人不信、学校嫌い、勉強嫌い、部活嫌いなのが見え隠れしました。

コーチングスキルの利点は、相手に問いかけ、考えてもらい、返事に繋げること。いつまでも待つことができます。

返事が来るまで待っていればよいのです。

時だけが過ぎていきます。

週2回、1回1時間から1時間半、コーチングが終了すると、Rさんが深々と頭を下げ、「今日はありがとうございました」と言ってくれます。

ドタキャンもなく現れるRさんに、こんな質問をしてみました。「欠席なしにここに来てくれるけど、何かいいことがあるの？」と。すると、「ここに来るとストレスがなくなるから」との答えが返ってきました。

私はその言葉を励みに、次の回を迎えることになるのです。

中学3年生でそろそろ受験の準備が必要な時期に、Rさんのお母さんと話す機会がありました。お母さんがRさんに、「尾崎さんは、あなたから見てどのような人？」と質問をしたところ、本人の答えは「大切な友だち」だったそうです。私に中学生の女友だちができた瞬間でした。高校生になった今も本人の希望で高校生コーチングが続いています。場所も、部屋からオープンスペースへと変更し、1時間フルに会話が続いています。

右脳を活用する学習法への興味

私の新たなターゲット、「自分に適した学習法を見つけ、英会話をレベルアップし、必要な知識を習得し、ボランティア活動に生かす」ことについて、具体的に説明したいと思います。

自分に適した学習法とは何か。現代人は言語を用いる教育が中心のため、左脳偏重といわれます。このため、右脳の活用でバランスをとることが重要だと認識しています。

「七田式右脳開発」に関する参考本は以前から興味があり、本棚にも多く並んでいて、よく読み、英会話の教材としても使用していました。

参考本のトレーニングに関する記載で、一番頻度の高い言葉が「リラックスと呼吸」と「イメージ力」で、この２つがいつも気になっていました。

リラックスについては、散策と坐禅の呼吸法から自分にもどうにかできそうだと感じましたが、イメージについては歯が立たないトレーニングばかりで、そのせいで右脳開発はほぼ諦めていました。

そこで、今まで自分が体験したリラックスとイメージトレーニングを整理してみることにしました。

リラックスと呼吸

リラックスⅠ　散策

私たち夫婦の共通の趣味に散策があります。健康

右脳学習法

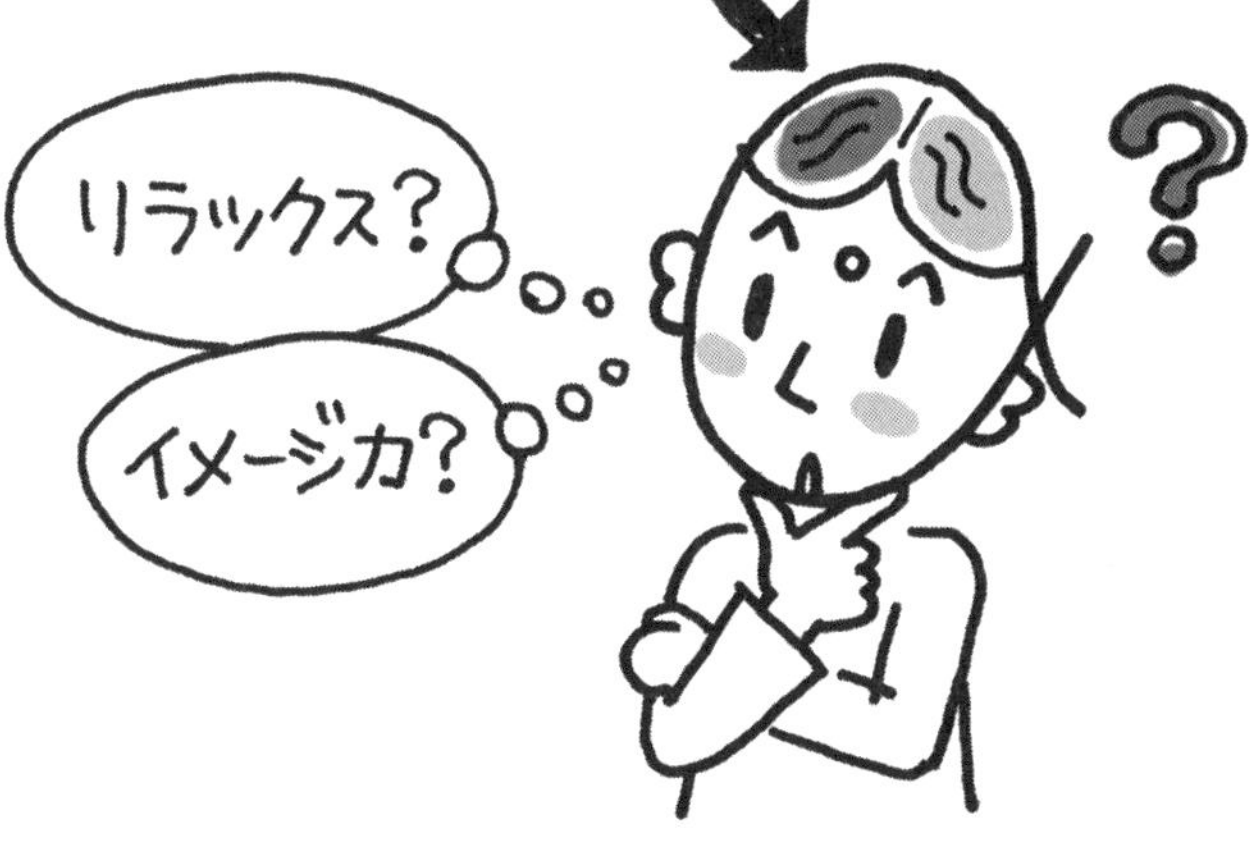

のため、いろいろな散策コースを歩いています。とくにお気に入りは、芦ノ湖半周コースです。

毎年、正月に行なわれる箱根駅伝の復路のスタート地点になっている場所から、山側に桃源台までの約10キロを歩き、ゴールの桃源台から遊覧海賊船に乗り、そこでコーヒーを飲みながら歩いた経路を振り返るのが格別に楽しいのです。

このコースを60代では2時間程度で歩きましたが、今は3時間近くかかります。呼吸もすぐに苦しくなり、休憩タイムが増えています。

実は、今年の3月に同じ姿勢で夜なべをしたせいか、ギックリ腰になり、長い距離を歩けなくなりました。そこで、リハビリのプログラムに毎朝45分の散歩をすることにしました。この散歩コースは、自宅周辺の起伏の多いコースで、足腰に負荷がかかり、一定のスピードを維持するには困難が伴います。

ただ、そこで調子が悪いときの救いを2つ発見しました。

1つは、晴れた日に15分歩くと、邪魔者なしに富士山が真正面に雄姿を表わすことです。

2つめは、「吐くこと」を意識する呼吸法にすると、苦しい後半を乗り切ることができます。この呼吸法を自分で勝手に「リラックス呼吸」と命名しました。

後で知ったのですが、脳生理学者で医師の有田秀穂さんが提唱された「腹筋呼吸」と類似しています。

６月に入ってから、息を吸うときに鼻からの吸入とリズムを意識し、「二度吸入して、三度吐く」というトレーニングに移りました。これが自分にとって最良の方法です。

今年の夏には、この「三呼二吸」で芦ノ湖半周コースにトライし、ウォーキングを楽しみました。

リラックス＝坐禅

10年近く前のこと、地元・鎌倉にある建長寺で坐禅を学びました。毎週金曜日、自宅から建長寺まで、鎌倉パブリックゴルフ場沿いに1時間かけて歩き、午後5時からの初心者向けの坐禅会に参加しました。

最初は苦労しましたが、結跏趺坐（けっかふざ＝坐禅の坐法の一つで、足を交差させ、足の甲を反対の足の太ももの上にのせること）で坐れるようになりました。ただ、当時は姿勢のことを気にしすぎて、肝心の腹式呼吸がおろそかになっていたように思います。

２０１９年３月からは、新たなターゲットのための学習時を想定し、この坐禅からヒントを得た姿勢で椅子に座り、散歩時に習得した「リラックス呼吸」を取り入れ、より深く呼吸する「一呼一吸」方式で訓練を重ねています。

リラックスⅢ　コーヒーブレイク

気分転換、休憩時には必ずコーヒーを飲む習慣があります。

朝起きたら、コーヒー豆（粉）からドリップコーヒーを作り、カップ4〜5杯に分け休憩時に飲んでいます。モードの切り替えが不得意な私には、必須です。

コーヒーは一般的に覚せい作用があり、興奮作用をもち、疲労感や眠気がなくなり、思考力や活動力が増すようです。

ただし、私には利きが悪いようで、夜飲んでも睡眠導入には影響がなく、すぐに眠れます。

ちなみに、家内は「眠れなくなるから」と、コーヒーは朝しか飲みません。

左脳優位人間は覚せいされにくい、というような特徴でもあるのでしょうか。

イメージ力

集中力を高める効果があるといわれる「残像トレーニング」もやっています。やり方は、印象的なマークをじっと見つめ、それを目に焼きつけて意識を集中するというもの。私が参考にした書籍に紹介されていた「色カード」を使った訓練があり、いろいろな色や形で試してみました。が、私の場合、眼鏡をかけたままではかなり困難でした。脳への情報のインプット、あるいはアウトプットのどちらかに不具合でもあるのでしょうか。

同様に、英語での「残音トレーニング」も試みましたが、最初のフレーズのみでそれに続くフレーズはまったく頭から引き出すことができませんでした。

英単語や漢字を見つめて目に焼きつけ、それを紙

イメージトレーニングの壁とヒラメキ

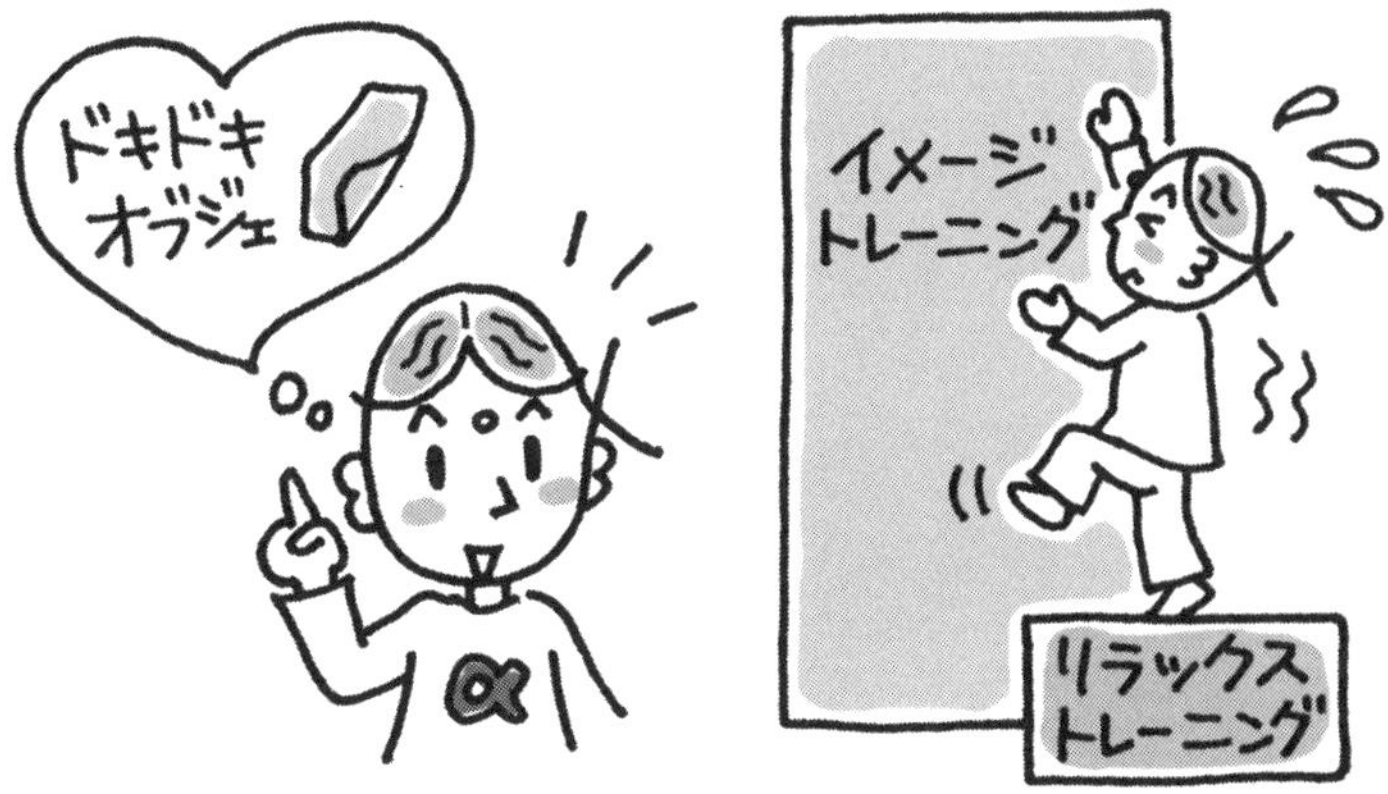

に書きとるという「残綴りトレーニング」もやりました。これも、字が汚いというコンプレックスから普段からあまり書く習慣がなく、スペルも容易に思い出せませんでした。

２０１９年４月、「ドキドキオブジェ（立体残像トレーニング用）」（59ページ参照）が完成しました。自画自賛するわけではありませんが、これらのトレーニングで満足に結果を残せなかった私でも、興味本位で眺めているだけで、思い出す力がついた実感があります。

イメージ力と記憶力は明らかに関連がありそうです。

「ドキドキオブジェ」との出会い

私の弱点は、モード（態勢）の切り替えに時間がかかることです。そのため、いつもやるべきことが先延ばしになっています。

私が発明した「ドキドキオブジェ」は、不思議な力をもっています。好奇心で眺めているだけでやる気に繋がり、何かできそうな気持ちになるのです。

言い換えると、子どもの「根拠のない自信」に似ているかもしれません。必ずしも成功イメージが現れるわけではないのですが、達成の先行をぼんやりと喜んでいるような感覚です。ですから、短時間で「やりたいモード」への移行が可能となっていきます。ネガティブ思考からポジティブ思考への大きな変化になります。この成功体験で依存性を感じたら、好循環が期待できると思います。

私にとっての「ドキドキオブジェ」は、脳への健全でクールな覚せいと依存性のある覚せいを促すオブジェのようです。

第2章

脳が喜ぶ子どもの学習法

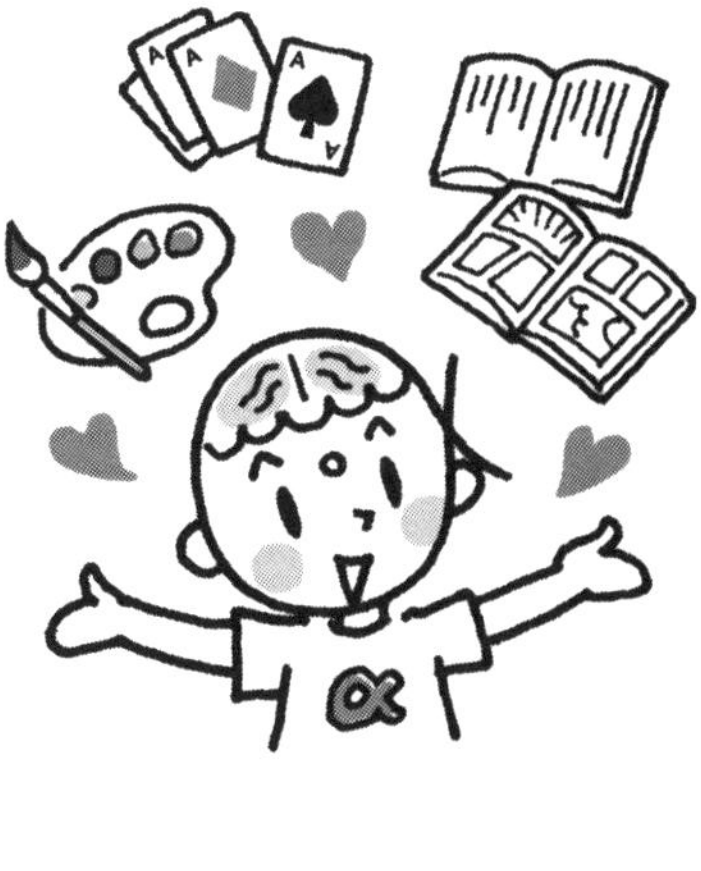

第1章で少しお話ししましたが、私は近くの小学校の学童保育Jというところでボランティア活動をしています。今日も学童の部屋から、子どもたちの元気な笑い声が聞こえてきます。

平日の17時30分~18時30分、延長と呼ばれている時間帯で活動してから6年めに入ります。子どもたちとのコミュニケーション（コーチング）の内容や、子どもたちから学んだことをメモ帳に書き残していますが、「α君の部屋」発明のヒントも、そこにありました。

学童保育での児童コーチング

児童コーチングの目標は3つあります。

1つめは、子どものストレスレベルを下げてあげたい。
2つめは、学力、すなわち学ぶ力を身につけてあげたい。
3つめは、子どもの自立です。

１　子どものストレス

ある統計では、夫婦共稼ぎで生活に追われている親、何らかの理由でシングルの親、貧困家庭が、６分の１世帯もあるといいます。

他方、学校の先生は、種々のルーチンワークが増え、子どもに直接、関わる時間比率も減少し、個別対応が難しい環境にあるようです。

このようなことから、子どもの家庭でのストレス、学校でのストレスを少しでも下げてあげたいと思うようになりました。

私にできることはただ一つ。特徴ある個々の存在を認めてあげ、日々の成長を見守り伝えてあげる。１対１のアクノレッジ（相手の存在に気づいていることを伝える）をすることです。

●絆創膏を見つけたら、「どうしたの？」

児童コーチング

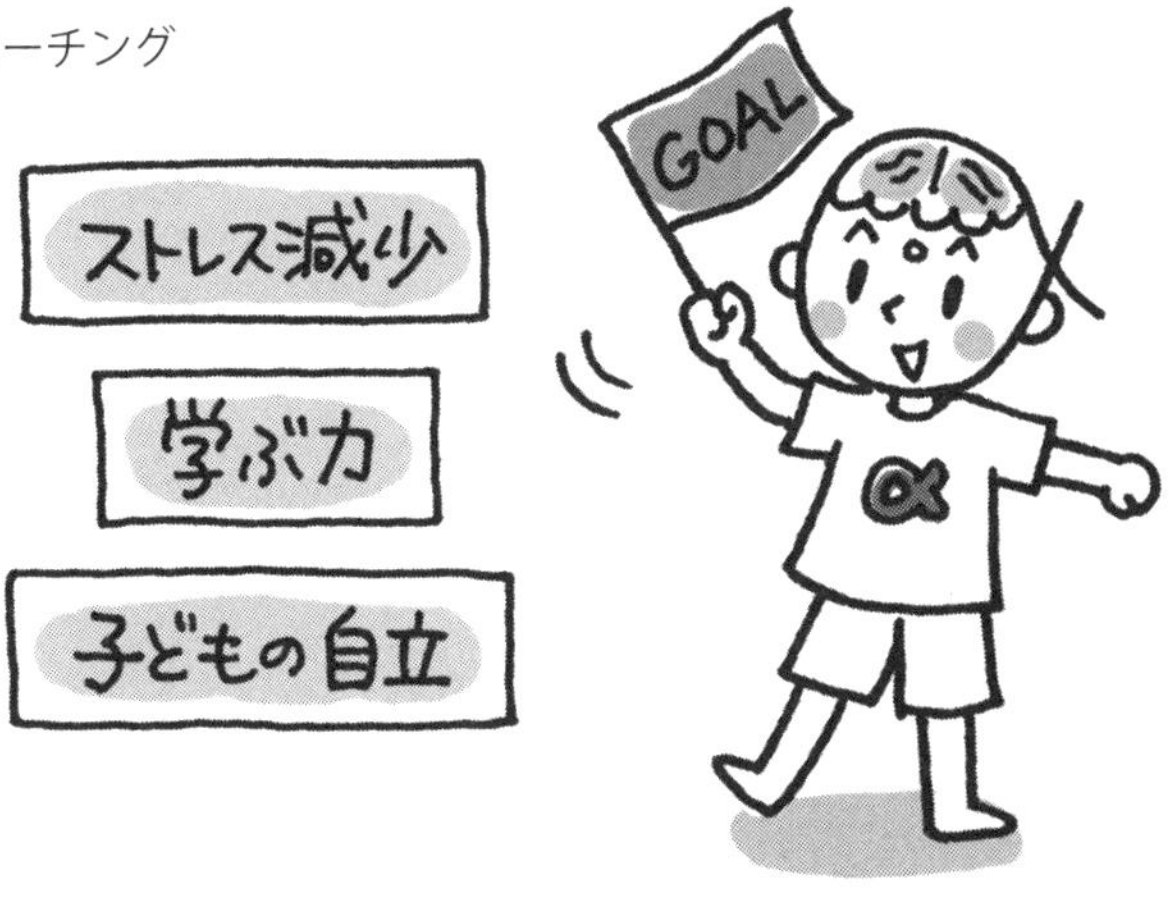

●服の柄が変わったら、「格好いいね」「かわいいね」
●眼鏡をかけてきたら、「よく似合うよ」
●久しぶりに見た子には、「大きくなったね、お兄さんになったね」

と、声に出して伝えるのです。

私が到着する時間帯はたいてい、おやつの時間。飲食中で実に楽しそうにしています。行儀の良い子も悪い子も、一人ひとりと目線を合わせ、「あなたを見ていますよ！」とサインを送ります。声に出さなくても、それに気づいたら何かを感じ取ってくれると思っています。

2 学力（学ぶ力）

寿命が100歳まで延びる今の子どもたち。今、勉強ができる・できないことより大切なことがあります。学びたい気持ちを心に根づかせ、学びを習慣にすることが大切です。

私が子どもたちと実践していることの一つに「音読」があります。上手く読める子も、まだ上手に読めない子もいます。声が出にくい子もいます。そんなときは聴覚を活用する音読をします。

音読が終わると、どの子にも必ず音読した内容について質問をし、会話をします。そして、すべての子に「◎（二重丸）、今日は上手に読めました。明日も音読しようね」と、話しかけます。次の日、私の前に、「音読を聴いてください」という子どもたちの列ができます。

算数も同じ。全問正解を求めるより、１問でも２問でも自分の力でできた感覚が大切だと思います。子どもたち自ら「明日もやりたい」と手が挙がれば、確実に学ぶ力は育っています。

3　子どもの自立

学校や家庭以外でも、学習する場所、遊ぶ場所を準備し、自分の居場所を見つけると子どもたちの気持ちも安定してきます。将来的には、学童保育を子どもの居場所として支える活動を、地域コミュニティやボランティアで展開できれば最高です。

個人的には、学童保育がコミュニティスクールの中核になることを期待しています。いつも決まったソファに座って、子どものほうから「○○してください」「○○してもいい？」と言ってくるのを待つ、というのが理想です。

それが子どもの自立につながるのだと思います。宿題を自分からやる子が少しずつ増えていきます。静かに遊ぶのもオッケイです。意志表示できる子どもは生き生きしています。

子どもの能力、潜在能力

子どもの行動を見ていると、その能力に驚かされます。たとえば、次のようなことです。

暗唱力（記憶力）

子どもと接していると、そのパワーに圧倒されます。例外なしにその暗唱力は素晴らしいのです。私は学ぶ力を強める一番良い方法は音読だと思っています。私のおすすめの学習法です。毎日継続すれば、必ず上手になり、褒めれば「明日もやる」となります。理想的な展開です。

小学2年生になったばかりのRさんが、「今日の音読は教科書を見ないでやりたい」と言うので、「いいよ、やってごらん」と言いました。Rさんは教科書の最初からほぼ終わりまで暗唱できました。圧巻だったのは「いなばの白うさぎ」を丸暗記していたことです。「どのようにして覚えているの？」と聞くと、「毎日、昼休みも教科書を読んでいるから」と話してくれました。

小学１年生のＨさんは、「今日の音読は２回します」と言いました。１回めが終わったので、「２回めは見ないでできる？」と聞いたところ、スラスラと暗唱するではないですか。

小学生低学年の特権でしょうか。今の私には到底できない芸当です。ならば、子どものころにはできたのだろうかと自問自答。甚だ疑問が残ります。

いわゆるギャング期から思春期へ移ると、この芸ができるという話はあまり聞かなくなります。それにしても、子どもの記憶力は本当によいのでしょうか。

あるとき、学童の子どもの一人が「尾﨑コーチ、明日も来るの？　来たら○○をして欲しい」と言うので、「わかった、約束するよ」と言うと、次の日、

子どもの潜在能力

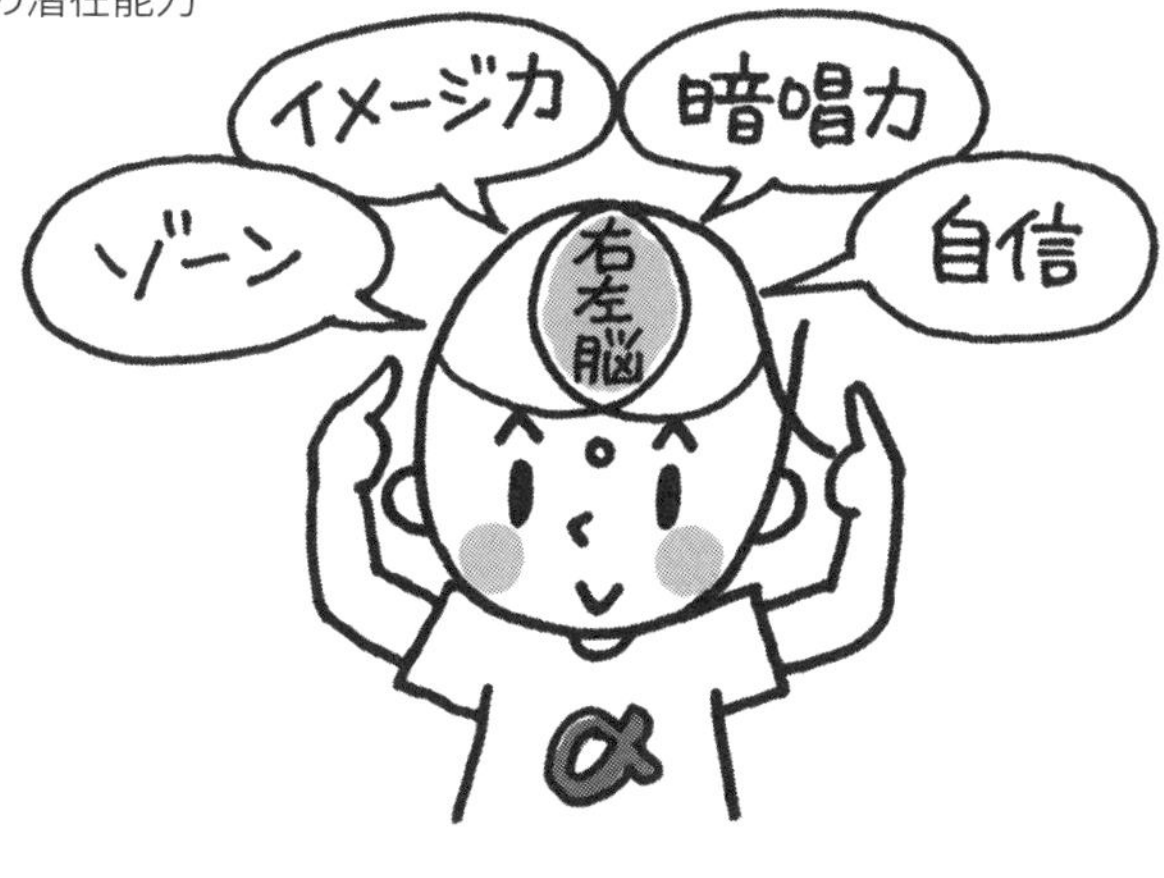

その約束はまるでなかったかのように振る舞います。それが数日後、私が忘れたころに、「あれ持ってきてくれた？」と思い出すのです。まったく理解に苦しみます。

こんなこともありました。４年生のRさんが、音読で漢字を読めずに中断してしまいました。教えようとすると「思い出すから黙っていて！」。Rさんの言うとおり暫く待っていると正解が返ってきました。

イメージ力

小学５年生の女の子Nさん。

「宿題タイムですよ」と言うと、「宿題はしたくない」。

「何がしたいの？」と聞くと、「工作か絵を描きたい」と答えます。そして、イメージが湧くと、瞬く間にイラストを描き上げます。最近では油絵も描いています。

イメージはどこからくるのでしょうか。こんな質問をしてみました。「寝ているとき、夢を見る？」と。すると、「色付きで毎日のように見るけど、起きたときは何を見たか忘れている」とのことでした。

そのＮさんが2年生のときのこともよく覚えています。ストーリー作りの天才で、自作の演劇まがいの遊びを楽しんでいました。時や場所を選ばず、イメージは即座に湧いているようです。

天気の良い日、「夕焼けがきれいだ！」と、いつもその子が声を出します。

根拠のない自信

子どもの宿題が終わったら、手品、木工パズル、ゲームなどで一緒に遊ぶことにしています。

手品をやって見せると、「自分でも手品がしたい」と言います。「難しいよ」と言っても、「できるからやりたい」と聞きません。

すべてにおいてこの調子。どこからあの自信が出てくるのかわかりません。

好奇心が、やる気の引き金になっているようです。

モードの切り替えと集中

学童保育Jでは、17時から17時30分までがおやつの時間で、私はだいたいその終了前に到着します。部屋に入る際、だいたい2つのケースでその日の雰囲気を感じ取ることができます。

1つめは、興奮し、大きな叫び声が聞こえて拡散状態。2つめは、楽しそうな会話とおやつに収束状態。

ごちそうさまの挨拶、「学習タイムですよ」の掛け声で、準備に入りますが、勉強が始まるまでの時間ラグに両者で大差がでます。

個人差もあるでしょう。すぐに勉強を開始する子、甘えてわざと開始しない子、みんなが終わるタイミングで開始する子、多種多様です。

一度ゾーンに入った子は、周りの雑音が耳に入りません。他方、まったく学習を拒否する子もいます。この差は一体、何なのでしょうか。

興味と持続時間

子どもは飽きやすい、興味のあるものにはすぐに飛びつき、興味が薄れると止めてしまう。算数嫌いな子は、必死になって考え、時間がたつと欠伸が出てきます。休憩タイムで、これ以上の継続は無理です。手を変え、品を変え、興味を引くしかありません。子どもの集中モードを邪魔するのは、大人？

いつもストップウォッチを持って行きます。

「速くできるか時間を計ります！」

子どもたちの目が輝きます。一気に集中度が上がります。

ＡＢＣとＣＣＱと無視

私が子どもと接するときの３つの合言葉を紹介します。大好きな合言葉です。

１　行動のＡＢＣ

子どもに行動を促すとき、「Ａ（行動の引き金）→Ｂ（行動へ）→Ｃ（結果）」のサイクルを好循環させることが大切です。

トラブルが起きたとき、結果にこだわって大人が大騒ぎしても、起きたことは取り消せません。Ａを工夫し、Ｂにつなげ、望ましいＣへと次回から工夫していきます。

わかりやすい事例として、おやつ時間から学習タイムへ移行するときのＡの工夫は、

①「学習タイムです！」と声がけして、変更を認識させます。

②机の配置を変更し、学習タイムの環境へ変更します。

③遊ぶ子は許容し、静かな遊びと遊び場所を限定して認可します。

「遊ぶ子は、勉強中の子どもに迷惑をかけないように！」と声がけをします。

④学習スペースと遊びスペースは離し、クロスさせないように設定します。
⑤子どもの自主性を重んじ、スタッフは介入しないことが必要です。
子どもが仕掛ける甘えに乗らないことも大切です。乗ると全体が遊びモードに戻ってしまいます。

これが成功すると、ミラー効果でいつの間にか遊ぶ子が徐々に学習する子に変わっていきます。

2　CCQ

大人が子どもと接するとき、子どもへ伝わる環境づくりを重視します。具体的には、大人は気持ちを冷静に（ＣＡＬＭ）、子どもに近づき（ＣＬＯＳＥ）、声のトーンを抑えて（ＱＵＩＥＴ）コミュニケーションをとります（＝ＣＣＱ）。

大人が興奮して大きな声を出せば、他の子どもが混乱し、元へ戻るのに大変な時間を要します。

3 無視

「コーチング」の際に用いられる「沈黙」に類似しています。つまり、沈黙は相手に考えてもらう重要な時間帯です。

子どもの甘えに対し、大人が無視をすれば、子どもたちは考えるはずです。

「なぜ自分は無視されるのだろう？　もしかしたら、あの約束を守らないから？」と、自分で認識します。

たとえば、ここに大声を出して我慢できない子どもがいるとします。これを大人が無視することで、その子は必ず成長します。

子どもの学習法からのヒント

モードの切り替えに関する個人差

おやつの時間から宿題タイムへの切り替えで、どのようなパターンがあるか観察しました。

パターン１は、「宿題タイムですよ！」のかけ声に反応し、自発的にランドセルから宿題を取り出し、宿題を始める。

パターン２は、「宿題はない」と言いながら準備行動に移るが、漫画を読む、イラストを描く、遊ぶ、周辺を歩く。その後、タイミングの良い呼びかけによって宿題を始める。

パターン３は、準備行動からモード変更をしない。他の子どもに迷惑をかけなければ問題はないが、学習者の近くに来て話し始めると、一転してその場が遊びモードになることがある。

このように、普段から子どもの行動パターンを把握しておくことが重要です。勉強しない子に対して、子どもや大人が大声を出して注意すると、せっかく勉強を始めた子まで元に戻ってしまうので、対応の仕方に工夫が必要です。

モード切り替えができない好例があります。たとえば、運動会の練習がある金曜日、疲労とストレスで子どもたちは大変な不機嫌状態に陥ります。

また、大人の場合もストレスと疲労で眠くなり、一人学習モードへの切り替えがうまくできないことがあります。そんなとき、脳への健全でクールな覚せいが必要になると思ったのです。

ゾーンへ入る

Rさんと、すでに中学生になったYさんには共通性がありました。漫画を読み始めると自分の世界に入り、声をかけても反応がありません。テストはケアレスミス以外、ほぼ正解し、2人とも大変優秀です。きっと集中できるからです。

違いを探すと、RさんとYさんでは切り替えに要する時間が大幅に異なるようです。Rさんは器用で、音読を中断し、待ち時間があると漫画を読み始め、再び音読へ戻ってきます。モードの切り替えが自在にできるのです。

この2人から、リラックスし、イメージしながら学習する「～ながら学習」の可能性を感じました。

興味の継続

ある日、トランプを使う手品で、キャラクターを出してビックリさせる仕掛けを準備しました。子どもに手品の実演を見せた後、「やりたい人、いますか？」と、希望者を募りました。希望者に好きなキャラクターを教えてもらうと、ピカチュウ、ミュウ、スヌーピーなど、さまざま。試してみると、子どもたちの好きなキャラクターが出てくる手品では興味の持続が可能でした。

大人でも、キャラクターに替わる覚せいオブジェがあれば、興味の持続を期待できると思いました。

報酬とやる気

「勉強した子から順番に、宿題タイムが終わったら○○で一緒に遊ぶよ」。学習のスタートにこんな約束をすると、子どもたちの様相が変わってきます。嬉しいことがあるかないかでモチベーションが大きく変わってくるのです。

大人も同じでしょう。

達成感の先行、快の先取りができれば、やる気は最高のレベルを維持できるでしょう。アクノレッジ（存在承認＝相手を認めること）も同様の力があります。

児童コーチングでは、ドーパミン放出（つまり、心躍る楽しいこと）の体験をしたことがあります。

いつもの時間に学童保育に到着すると、おやつを食べていた子どもたちが騒がしくなりました。「どうしたの？」と聞くと、ある子が「尾﨑コーチにTさんから話があるそうです」と言いました。

当のTさんは「恥ずかしく話せないので、だれか代わりに話してください」と言うのです。よくよく話を聞いてみると、Tさんが延長の時間帯までいるのは、「尾﨑コーチと会いたいから」。

ギャング期1号の発言とは思えません。感激しました。

新1年生との出会い

毎年4月には、新1年生が入ってきます。4人前後ですが、多種多様です。

集団生活にすぐ慣れる子、言葉がなかなか出ない子、大騒ぎして落ち着かない子など、毎日見ているだけで楽しくなります。それでも1年後、2年後と、それぞれに成長していきます。

コミュニケーションがうまくとれない子がいますが、それは長期戦になります。1年経てば、必ず信頼関係を築くことができます。

人は、それぞれ生まれながらにして特徴があり、学習や行動に関しても多様で、できたことに対しアクノレッジされることで、プラス思考になれます。

第3章

発明「α君の部屋」

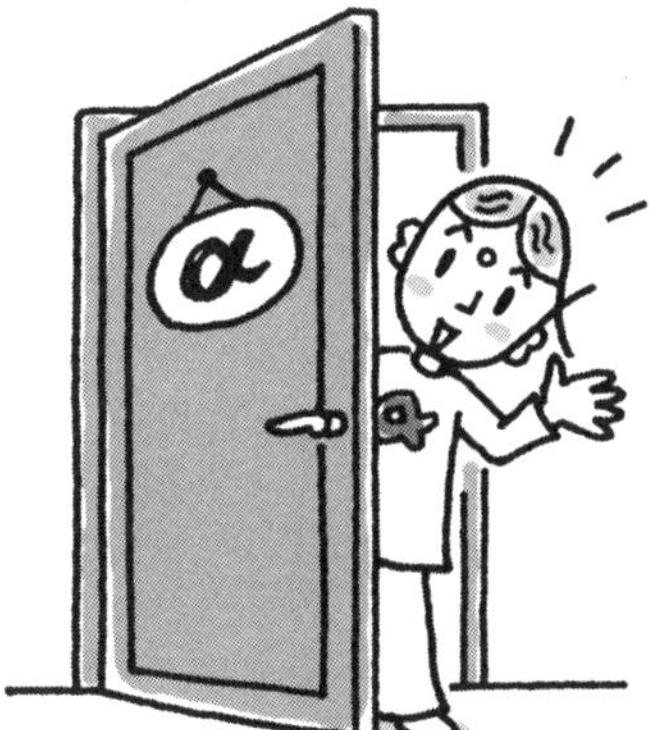

２０１９年春のある朝のこと。目覚めとともにＬＥＤライトを点灯し、ぼんやりとベッドの上で横になっていました。目は軽く閉じ、瞼の裏の夜空を見る感覚です。朝の空気を吸うと頭のてっぺん(百会)へ向かい、そよ風が奥まで吹き込み、深く吐き出すとそよ風が戻ってきます。

瞬きをするたびにＬＥＤライトの残像が紫から黄色、オレンジへと変化していきます。色彩感覚に乏しい自分には不思議な体感です。

集中意識を強めると、脳の内側が斜めに引っ張られ、巻きついていきます。変な形です。

安堵感とドキドキ感が共存した表現し難い状態です。

ここから人生初の４種類の発明が始まりました。

読者のみなさんには、「ドキドキオブジェ」「セロ

４つの発明

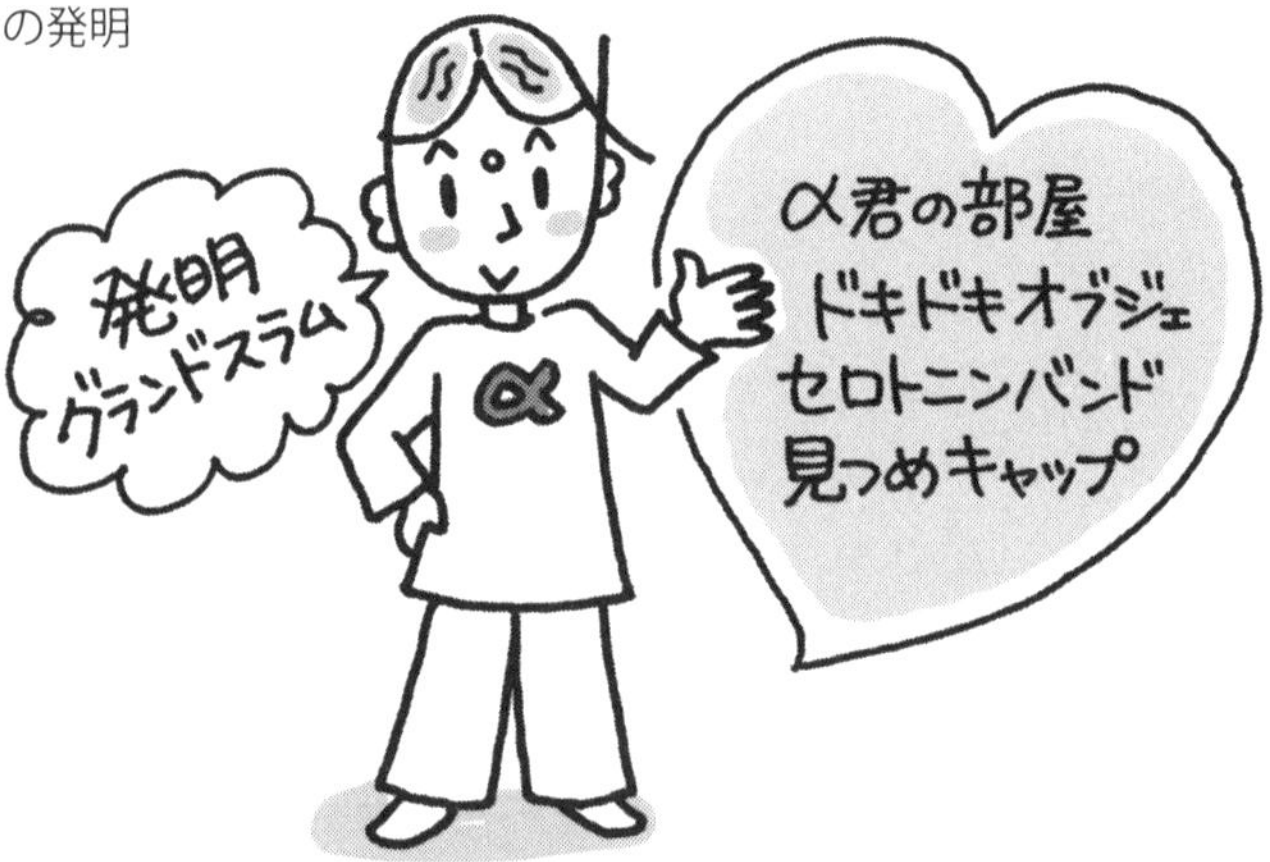
発明グランドスラム
α君の部屋
ドキドキオブジェ
セロトニンバンド
見つめキャップ

トニンバンド」「α君の部屋（学習部屋構造）」「見つめキャップ」の発明品を活用していただくためには、前提として別途、基本的なトレーニングが必要になります。最初は短時間の活用からスタートし、徐々に環境に慣れていただくことが大切です。

慣れは個人差が大きいと思いますが、万が一、刺激が強い場合は中断することも必要です。

以下、私自身の使用実績を基に４種の発明について記載していきます。

「ドキドキオブジェ」の発明

ベッドから起き上がると、そのときに見た「脳の内側が斜めに引っ張られた」変な形を再現したくなりました。ここから試作の日々のスタートです。

ベッドのある部屋が試作室となり、材料と試作品が散乱して足の踏み場がないほどでした。

部屋に置いた試作品をあらゆる角度からじろじろと見るのですが、満足するものは容易にはできません。自分が想像した形に近いものができたら、次に色を変えて試す、その繰り返しです。

朝日が眩しいある朝、私の目の前で今昔物語が再現されました。

「今は昔、オブジェの翁といふものありけり、紙を切り、オブジェのことにつかひけり。そのオブジェの中に本光るオブジェが一個ありける。怪しがりて寄りて見るに筒の中光りたり。それを見れば、三寸ばかりなるオブジェいと美しうて居たり」――ついに「ドキドキオブジェ」の誕生です。

ここでは、3個を組み合わせ、三角形に配置しました。私にはこのオブジェの形がピチピチのジーパン（tight-fitting jeans）のように見えます。

特徴としては、光でオブジェが凸凹反転すると大きく輝いて、存在感があることです。


【活用例】

ドキドキオブジェを視野に入れると、次のようなことが起こります。
- 目指す目標に向けてすっきりとやる気が出てくる
- 根拠のない自信が出てくる
- 自ずと達成感の先行、快の先取りをしている

●スイッチをオンにできる
●イメージ力が高まる
●オーラ視トレーニング（生体が発散するとされる霊的な放射体やエネルギーを感じる訓練）ができる

【試してほしい人】
●やらねばならぬと自分を追い込む人
●明日にしようと引き延ばし、行動できない人
●だらだら集中できない、時間が経過する人
●プラス思考になれない、自信がない人
●イメージ力が乏しいと思っている人

【特許庁出願】
特許庁から意匠登録第１６５４６８６号を取得

「セロトニンバンド」の発明

周知のとおり、セロトニンとは、人間の精神面に大きな影響を与える神経伝達物質の一つで、同じく神経伝達物質であるノルアドレナリンやドーパミンの暴走を抑えて心のバランスを整える作用があることで知られています。このことから「幸せホルモン」とも呼ばれています。

「まえがき」でも触れましたが、このセロトニンを増やす試みとして、自分の呼吸のみを感じ取り、自然に力が抜ける呼吸法とはどのようなものか、参考本を読みながら実体験と照らし合わせてみました。

約10年前に建長寺の坐禅会に定期的に参加していましたが、当時は「丹田呼吸法」を十分に習得できておらず、瞑想にはほど遠い状態でした。ここ数年は、散歩のときに呼吸を意識することで鼻呼吸と吐き出しでリズム感を出せるようになり、最近、ようやくセロトニンが脳内に染み出る感覚が身につきました。

この散歩で得られたセロトニン感を、今度は部屋にいながらにして、つまり、空間内で、座った状態で得ることはできないかと強く思うようになりました。

椅子に座り、坐禅の丹田腹式呼吸のイメージです。

これが発明のスタートになりました。

具体的には、坐禅のときの微妙な前傾姿勢に加え、呼吸するときの吸入時の丹田の膨らみと、吐き出し時の丹田のへこみを誘導するバンドの発明を目指したのです。

そして出来上がったのが「セロトニンバンド」になります。バンドを装着して椅子に座ると、バンドが丹田部で「8の字」に交差し、自然に丹田呼吸に誘導する特徴があります。深く呼吸ができ、散歩時のセロトニン呼吸と類似した呼吸が得られます。

【活用例】

- ●気持ちの良い緊張感を保ち、かつ安心したい
- ●椅子坐禅を体感したい
- ●丹田呼吸法をトレーニングしたい
- ●リラックスしたい

【試してほしい人】

●落ち着きがなく不安を感じている人
●自分の呼吸法に疑問を感じている人
●リラックスできない人

【特許庁出願】

特許庁から特許登録第6742679号を取得

「α君の部屋」（学習部屋構造）の発明

みなさんにとって、効率よく学習できる空間とはどのようなものでしょうか。私は、「自然とイメージ力が湧いて（イメージモード）、なおかつリラックスした状態（リラックスモード）で集中できる空間」と考えます。

このように、精神的に集中して充実感や満足感を得た状態、いわゆる「フロー状態」になれる部屋を形にしたのが「α君の部屋」です。

幸運にも、すでに発明していた「ドキドキオブジェ」によってイメージモードは容易に誘導され、「セロトニンバンド」で椅子に座ったまま簡単にリラックスモードを体感できる、という条件は整っています。

そこで、私はこの2つのモードを効果的に融合させることのできる部屋の配置を模索しました。

部屋内の「ドキドキオブジェ」と椅子の配置、教材（本、音声）の位置、それに学習者の目線と視野の範囲が重要だと考え、実体験しながら集中モードへの切り替えを確認しました。

こうした試行錯誤を繰り返し、ついに理想の学習部屋構造を決定し、「α君の部屋」が誕生したのです。

【活用例】

- 外国語（英語）学習を以前より効率的にできる
- 視野が広がり速読が以前より容易になる

●暗唱音読などの記憶力が改善する
●集中空間を体感する

【試してほしい人】

●単語、文章を思い出せず苦労している人
●勉強部屋が嫌いな人、勉強が嫌いな人
●集中できない、飽きっぽい人
●学習の成果を出したい人

【特許庁出願】

特許庁から実用新案登録第3224072号を取得

「見つめキャップ」の発明

脳開発の分野では、「第三の目（印堂、松果体）」の活性化に関する記述が多く見受けられます。第三の目とは本来の目ではなく、〝内なる目〟のことです。

その第三の目を目覚めさせるトレーニングもいろいろ紹介されていますが、私自身が試したところ、自分で継続できるものはわずかです。

私は「α君の部屋」で過ごしながら視覚、聴覚、触覚（モダリティ）を駆使し、記憶学習を続けてきましたが、とくに暗唱音読、速読、英語シャドウイング（英語を聞きながら発音を真似する訓練法）をするうちにあることに気づきました。

それは、奥歯を軽く噛みしめ、口角を上げて、呼吸と情報を同時に百会（頭のてっぺんにあるツボ）方向へスワイプ（大きくスライド）して脳の奥に送り込むと、学習効率が格段に上がるということです。

このことから、第三の目、すなわち印堂と百会を具体的に意識できる帽子を発明すれば、学習効率が上がるに違いないとの思いで、「見つめキャップ」の開発に着手しました。

第三の目に当たる部分にX印の虚像が現れる、不思議な帽子です。

【活用例】

- 松果体を目覚めさせる瞑想
- 帽子をかぶって暗唱音読にチャレンジする
- 英語シャドウイングでスピードに追いつく
- 速読の違和感を解消する
- オーラ視トレーニングしたい
- 第三の目（印堂、松果体）を具体的に認識できる

【試してほしい人】

- シャドウイングが不得意な人
- 読書が苦手な人
- 暗唱音読にチャレンジしたい人
- 目が疲れて近眼が進む人

【特許庁出願】

特許庁から意匠登録第１６８１２５０号を取得

商標「α君」

覚せい学習法のキーワードはリラックスです。「セロトニンバンド」で腹式呼吸をすれば、脳ではα波が出現し、「気持ちの良い緊張感を保った状態」になり、結果的にセロトニンが出ているようです。関連書籍でもα波が引き金となり、クールな覚せいを引き起こす結果が示されています。

代表例「α君の部屋」のように、「α君」を表示することで学習者と共感できると考え、商標登録しました（商標登録第６２８６１８０号）。

第4章

なぜ、「α君の部屋」で学習効率が良くなるのか

学習効率に関する4つのヒラメキとその理由

発明の意図を心にとどめ、私自身「α君の部屋」を2019年夏から約1年間使い続けてきました。すると、学習を継続する過程でひらめいたことが4つありました。以下に紹介しますので、学習効率が良くなるヒントとして参考にしていただければと思います。

1　腹式呼吸でリラックスモードから集中モードへ

腹式呼吸は、大別するとリラックス呼吸と集中呼吸があります。

学習前はリラックス呼吸、学習中は必要に応じて集中呼吸、終了後はリラックス呼吸に戻ります。通常の生活、就寝時はリラックス呼吸で過ごします。

腹式呼吸は「セロトニンバンド」を用いることで習得できます。

2　イメージと言語が共存する空間

「α君の部屋」に入って椅子に座ると、目の前には教材本（言語）を中心とした小さな言語空間が展開します。その周りを「ドキドキオブジェ」が作り出すイメージ円柱空間が取り囲みます。

それは今までに体験したことのない不思議な空間です。

一定期間使用すると、イメージ円柱空間の真ん中に言語空間が浮かんで見えるようになります。「ドキドキオブジェ」を見ると、自然に学習のモチベーションが高まります。

3　ハードアイとソフトアイの視点

視点をハードアイ（焦点を合わせる）とソフトアイ（焦点をずらす）に使い分けます。焦点が合った部分はハッキリと見え、それ以外の部分はぼやけて見えます。

イメージと言語が共存する空間

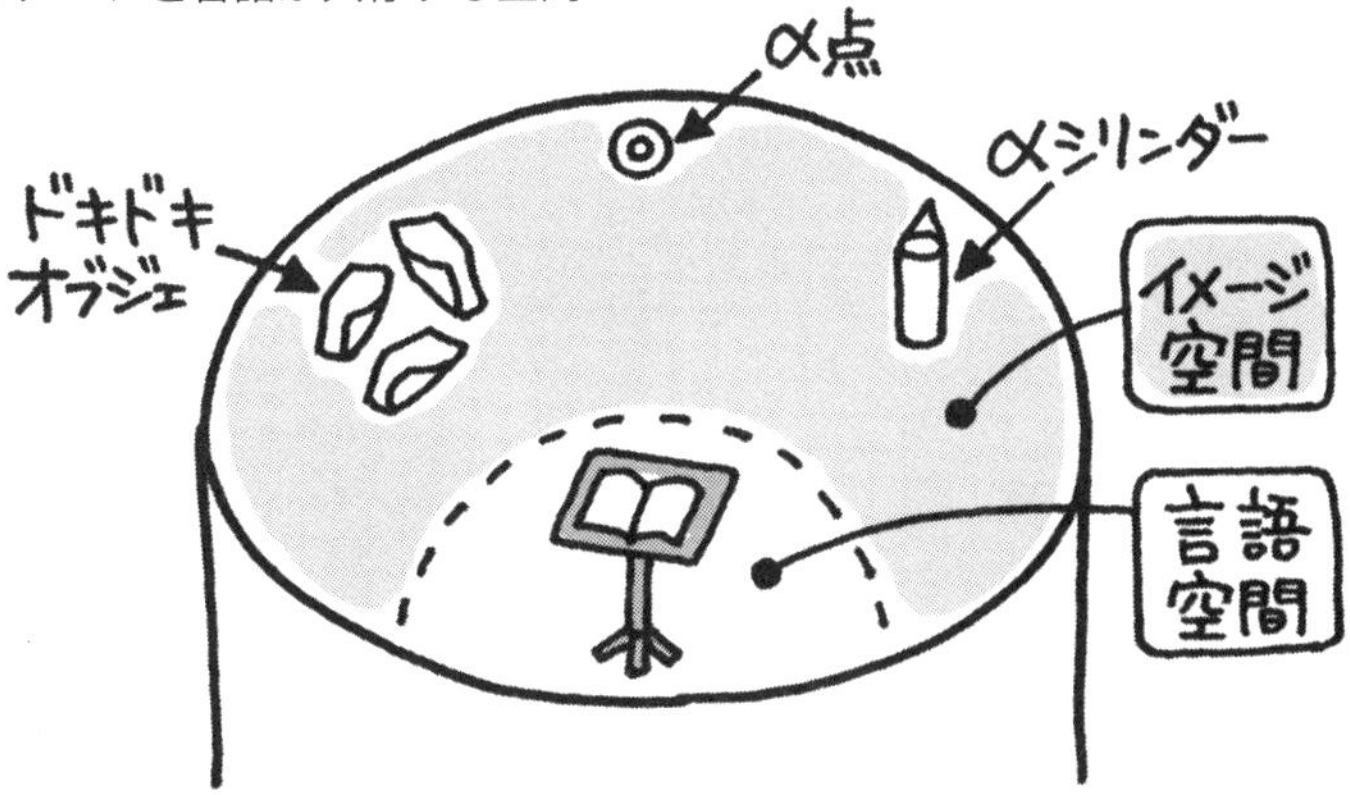

「ドキドキオブジェ」は、ソフトアイで見るとオーラ色を放って反転し、大きく輝いて見えるという特徴があります。

4　簡単に集中する方法

集中とは、感覚器官の動きを瞬時に止めた状態です。例として、目は瞬きをしない状態、呼吸は不連続で吐き出しを止めた状態、肩は引き上げて止めた状態です。

集中すると、スピードの恐怖や高度恐怖、できないことの不安を緩和することができます。

学習効率が良くなる理由

イメージと言語の結びつきにより、記憶力は強化

α空間が右脳と左脳の連携をとる

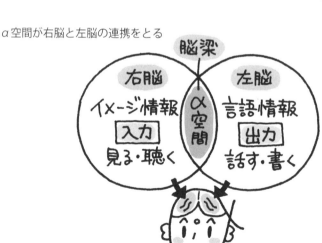

されます。

「α君の部屋」で学習すると、私の実体験感覚として、まず呼吸法でリラックスから集中へのスイッチが入ります。次いでハードアイとソフトアイの視点を使い分け、イメージ力が徐々に強化されます。最後に目、耳、口を使って学習することで、イメージ（右脳）と言語（左脳）が脳梁（α空間）を介して結びつき、記憶力が向上します。その結果、学習効率の向上を実感できるわけです。

「α君の部屋」でヒラメキ学習法

2020年秋、これまで「α君の部屋」で実践してきたことをより向上させ、その学習法を「ヒラメキ学習法」と名づけました。

以下に、そのノウハウを順を追って紹介します。学習の合間の休憩時間等を活用し、徐々に習得することができます。

1 「α君の部屋」での呼吸法

呼吸は腹式呼吸（丹田呼吸）を行ない、吸い込みより吐き出しを重視します。吐き出し時に学習効率・記憶力を高めるポイントがあります。以下に説明する吐き出し時の「ア・ウーン」（阿吽!?）の呼吸をマスターしましょう。

リラックス呼吸トレーニング

「α君の部屋」に入り、腹式呼吸（丹田腹式呼吸）を体験し、リラックス呼吸（気持ちの良い緊張感を保った状態）を習得するトレーニングです。

やり方は、椅子に座って「セロトニンバンド」を標準装着し、身体の力を抜いて前傾姿勢をとります。空気を頭の上から吸い込むイメージで、鼻から大きく吸い込みます。丹田部が膨らんだら、次に吸い込んだ息を頭の上から吐き出すイメージで、ゆっくり長く吐き出します。丹田部は腹筋を使い、十分にへこませてから元に戻すことが重要です。「スー」と連続的に丹田まで吸い込み、連続的に「ウーン」と長く吐き出します。口は奥歯を軽く噛みしめ、口角を横に広げます。α点（口絵2ページ参照）に向けて吐き出す感覚が大切です。

このトレーニングを継続することで、気持ちのよい緊張感を保った状態（リラックス）を習得できます。

前傾姿勢が長くなると腰に負担がかかるので、バランスディスクやクッションを用いて姿勢を安定させるとよいでしょう。

寝る前に仰向けで練習してみるのもおすすめです。安眠と心地よい夢の世界を得ることができるでしょう。

集中呼吸トレーニング

「α君の部屋」に入り、リラックス呼吸（気持ちのよい緊張感を保った状態）をした後、腹式呼吸の一種である集中呼吸に移行するトレーニングです。

やり方は、椅子に座って「セロトニンバンド」を

呼吸法のイメージ

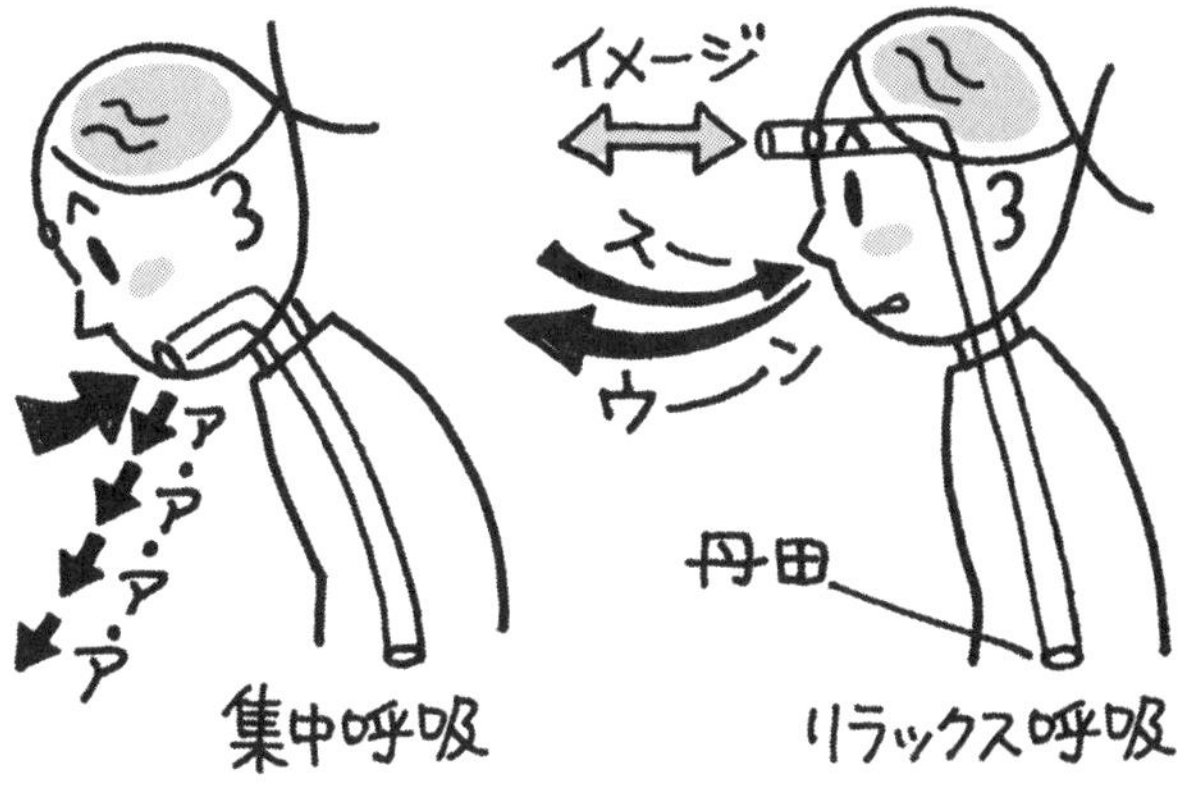

標準装着し、身体の力を抜いたら前傾姿勢で口から瞬時に空気を大きく吸い込みます。その後、吸った空気を断続的に「ア・ア・ア」と口から吐き出します。腹筋を使って十分に吐き出すことが重要で、息が苦しくなるまで吐き出します。口は縦に開け、奥歯を開放します。

息を下に向けて吐き出す感覚が大切です。

このトレーニングを継続することで、スピードに負けない、不安のないモチベーションを高めた状態（集中）を習得できます。

リラックス呼吸と集中呼吸の特徴

リラックス呼吸の特徴	集中呼吸の特徴
①鼻呼吸	①口呼吸
②連続呼吸	②不連続呼吸
③奥歯を軽く噛みしめ口角を横に広げる。板ガムを奥歯で軽く噛みしめ練習する	③奥歯を開放し、口を縦に広げる
④頭の上部から息をゆっくりと吸い込むイメージで	④口から一瞬で息を吸い込む
⑤吸い込んだ息を鼻から「ウーン」と連続的に長く吐き出す。息を出し切ったときにリラックスできる	⑤吸い込んだ息を口から「ア・ア・ア・ア……」と声を出す感覚で不連続に出し、苦しくても出し切る。アとアの間で一瞬、呼吸が止まるが、止まったときに集中できる

2　イメージ空間と言語空間の適正配置

「ヒラメキ学習法」を実践するには、「α君の部屋」の配置が非常に重要になってきます。「α君の部屋」（口絵2ページ参照）のオブジェ群（ドキドキオブジェ、α点、αシリンダー）と、教材スタンドを適正に配置することで、オブジェ群のイメージ円柱空間ができ、言語教材空間を取り囲んで見えるようになります。椅子の位置や高さは、教材スタンドの中心に視点を置き、全体が一画面に収まるように調整します。最初はα点で高さを、αシリンダーで横幅を、無理のない範囲で設定します。慣れてきたら視野が広がるように設定を修正します。

読書する場合は、ブックスタンドを通常より高くし、本の角度も立て気味に設定します。

オブジェ群と教材スタンドの適正な配置

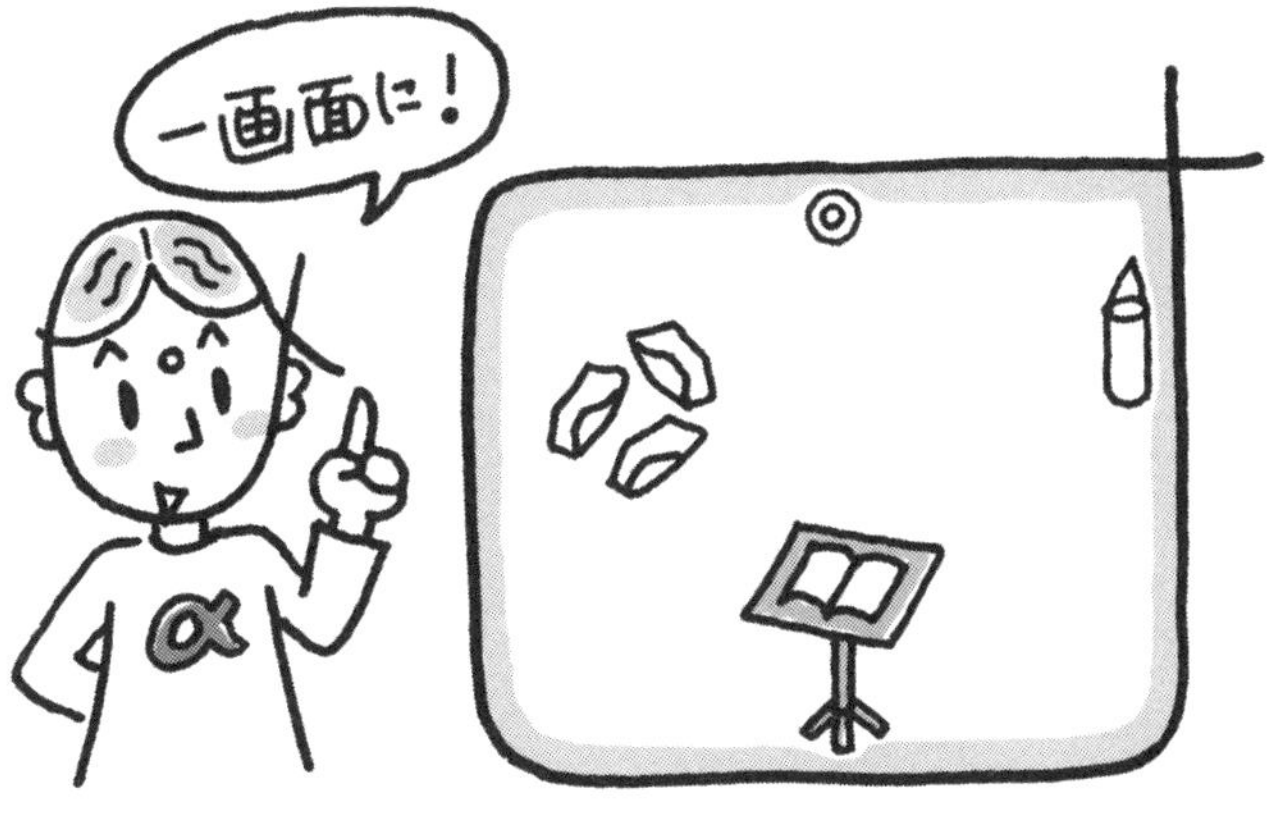

こうすると、本をオブジェ群が取り囲む形になり、周囲がぼんやりと見えるようになります。

3　ハードアイとソフトアイの活用

「α君の部屋」における目の焦点は2カ所

「α君の部屋」で学習するときは、感覚器官（目、耳、口）のうち、目や口を使って本などを音読する場合（学習法Ⅰ）と、耳を使って英語などをリスニングする場合（学習法Ⅱ）の2種類に分けることができます。

目を使う学習法Ⅰはテキストなどの言語教材に、目を使わない学習法Ⅱではイメージオブジェα点に焦点を当てるのがコツです。

学習法Ⅰ、Ⅱについては、この章の「自分の学習スタイルを知り、学習を継続する」（98ページ参照）で詳しく説明します。

ハードアイとソフトアイの不思議な力

学習法Ⅰを例に目の焦点の当て方について説明します。

この場合は教材（本）を読む必要があるので、目の焦点は本に合わせます。瞬きをしないでハードアイ（焦点を合わせる）で本を見ています。このとき同時にα点を意識すると、周りにはソフトアイ（焦点をずらす）で見るオブジェ群がぼんやりと本を包み込み、一画面に見えてきます。しばらく集中して見ると、本の四隅が引っ張られる感覚で視野が広がり、はっきりと大きく見えるようになります。

視野が広がるとスピードにも対応できるようになり、速音読が可能になります。

学習法Ⅱでは、学習法Ⅰと逆になります。ハードアイで見るとオブジェ群ははっきりと見えますが、

ハードアイとソフトアイ

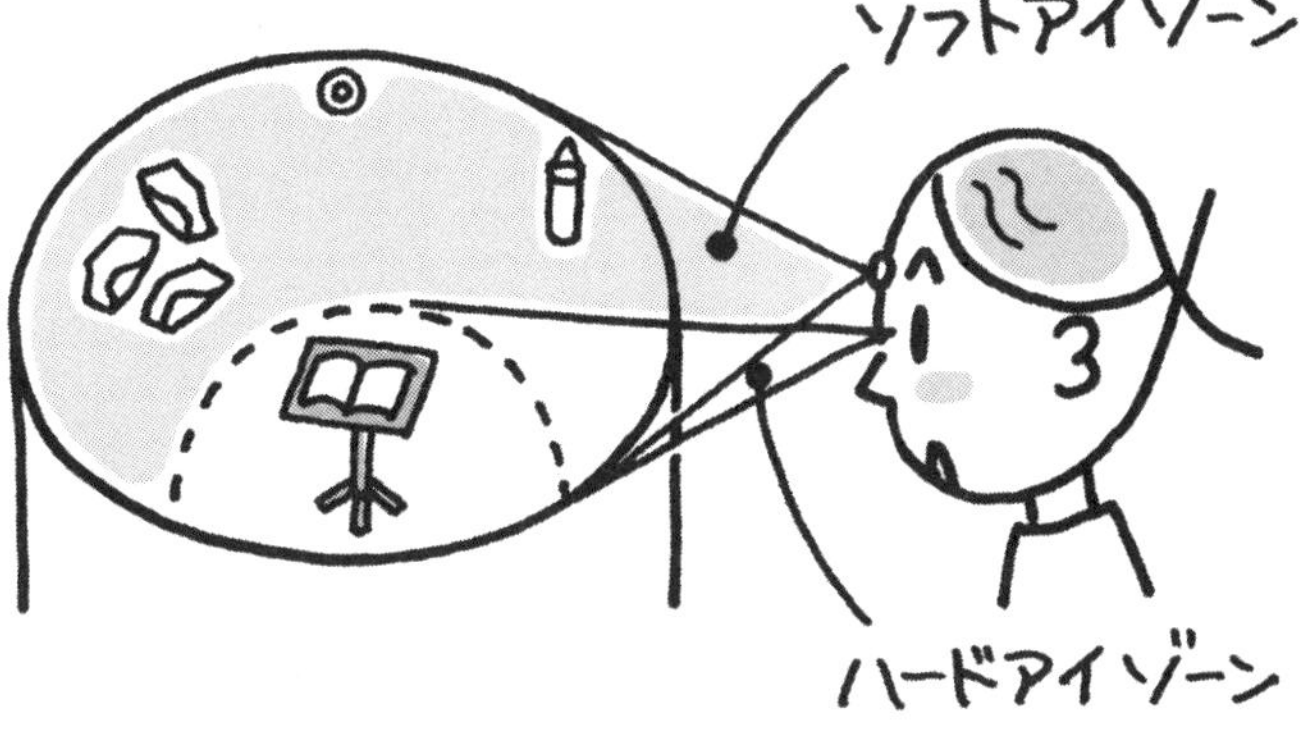

本の文字はぼんやりとして識別できません。その結果、聴くことに集中でき、脳は聴いた内容を即座に認識しようとします。

このことから、聴いたことをつぶやく、または音は出ないがつぶやき感覚の訓練に適しています。シャドウイングが不得意の人は活用したい方法です。

補助アイテム「首サポーター」（92ページ参照）を使うと容易にソフトアイを体感できます。

簡単にできる集中法

リラックスモードから集中モードへ移るためには、一時的に感覚器官の動きを止める必要があります。

リラックス呼吸から息を止める集中呼吸へ

速聴や速読に関する参考本を読むと、息を止めた究極の状態で集中すると、ヒラメキが得られたとする記載が散見されます。不連続に息を止める集中呼吸で何が起こるのでしょうか。

実際に、集中呼吸をしながら速聴や速読にチャレンジしてみると、スピードについていける自分に気づきます。速聴や速読では、息継ぎ箇所を感じ取ることが重要で、息づかいがポイントになりました。

瞬きを止めて　ハードアイとソフトアイの世界へ

目のまぶたの動きを止め、焦点を一点に集中することで、ハードアイとソフトアイの世界を認識することができます。

オーラ色を見ることで色彩感覚が鍛えられ、私の場合、散歩で見る遠くの景色がより綺麗に感じられ

簡単にできる集中法

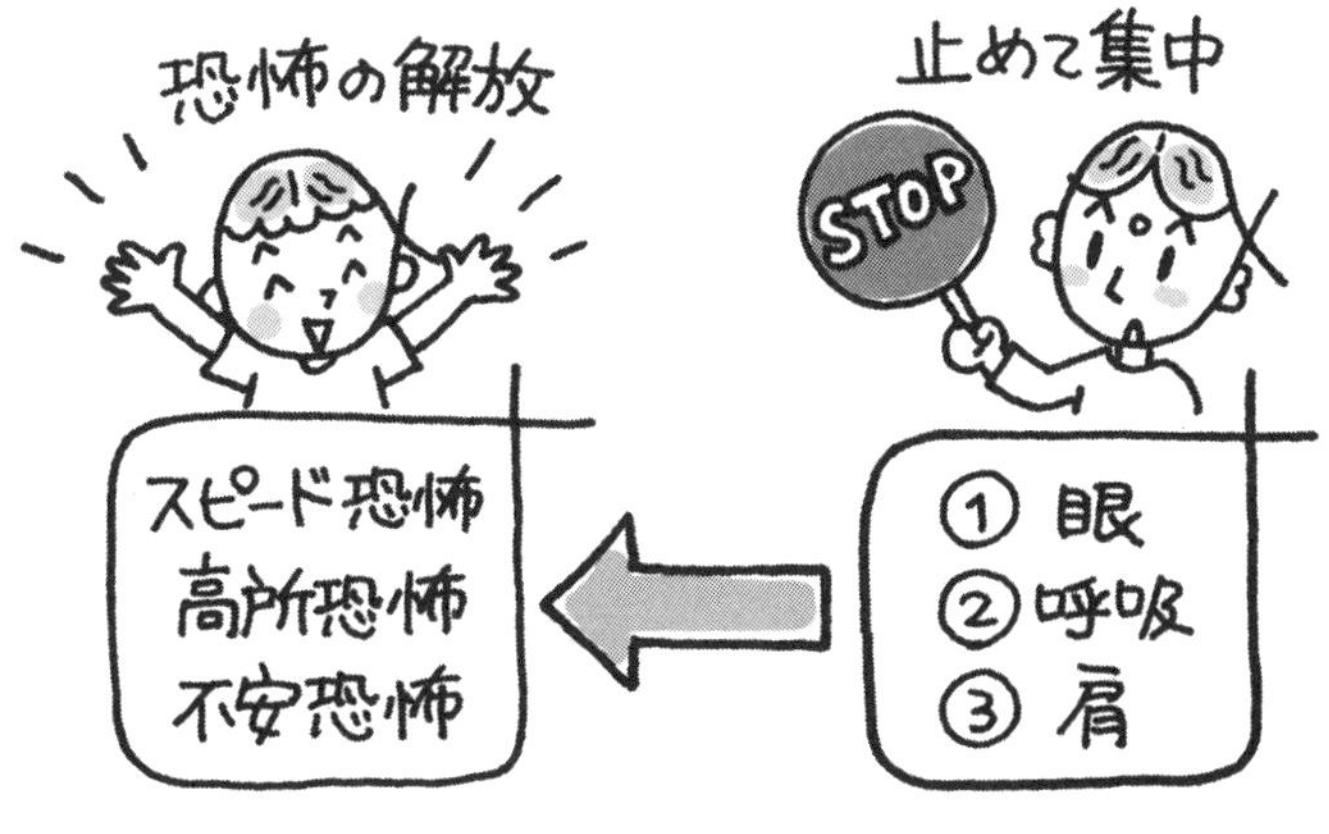

るようになりました。

読書時に感じる視野は徐々に拡大し、最初は数行だったのに、それが半ページになり、最終的には両ページがはっきりと見える状態に変化していきます。

視野が広がることで、安心感が出るのでしょうか、車の高速運転、吊り橋での高所恐怖症がまったくなくなり、外出することが楽しみになりました。

「α君の部屋」での学習も同様で、できない不安から、気持ちが「何とかできそうだ」へと変化し、楽しく学習が進行します。

肩を引き上げ、動きを止めて固定する

朝の散歩も冬になると辛くなります。そんなとき、スタートダッシュで体温を上げる良い方法を見つけました。肩を引き上げて歩くテンポを上げると自然に足が動き、走り出したい気分になります。すごく不思議な現象です。

その体験から学習時にも肩を固定すると集中度は向上する気分になります。

記憶力を良くするヒント

学習したのにすぐに忘れる、思い出せない、ということはありませんか。私の場合、インプットが悪いのか、それともアウトプットが悪いのか。不安はつのるばかりです。記憶力をよくしたいというのは学習者の願望ではないでしょうか。

「α君の部屋」で集中して学習できれば、イメージ脳と言語脳が脳梁（α空間）を介してやり取りすることが可能となり、脳の情報蓄積量（インプット）と情報処理能力（アウトプット）が向上します。

「α君の部屋」で学習しながら、記憶力の改善に気づいた具体的な事例をあげてみます。

あなたはアウトプット派？　インプット派？

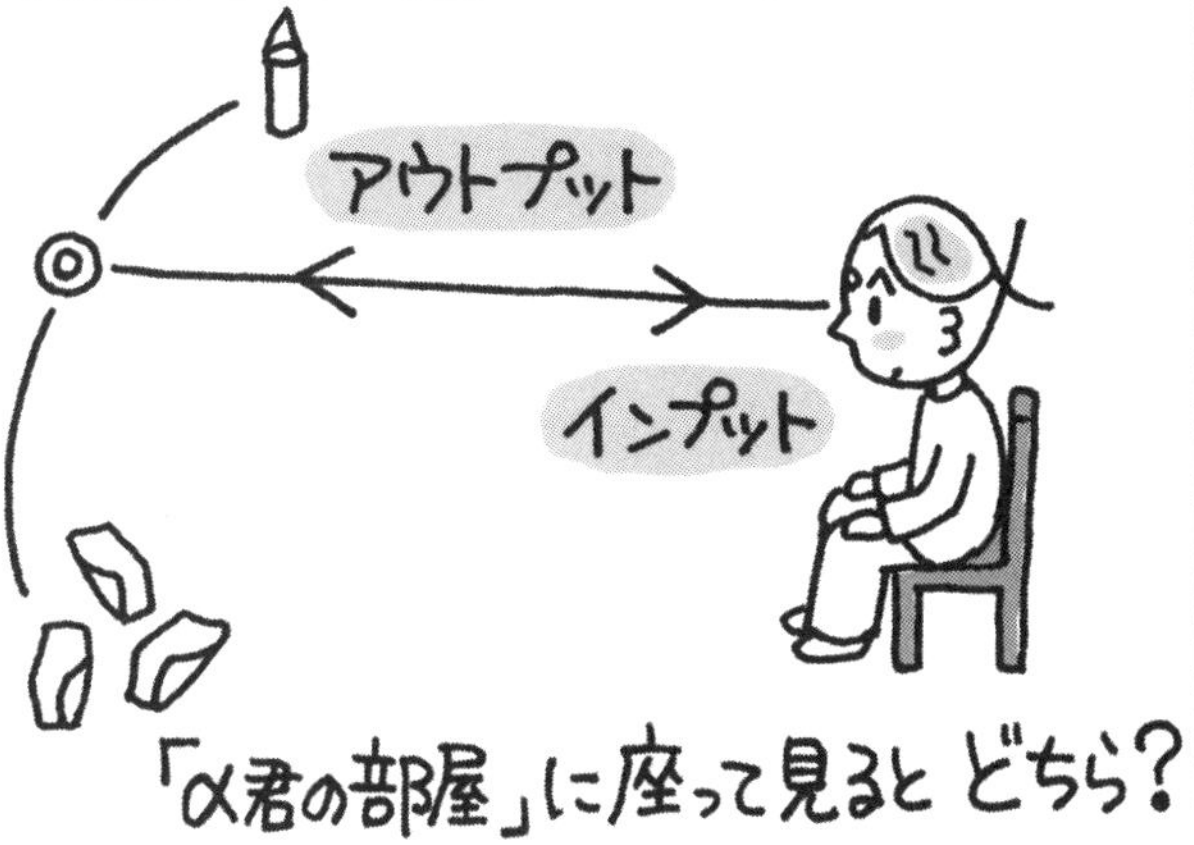

散歩での記憶

ある日、朝の散歩コースで「道路の両脇にある家の名字を覚えようプロジェクト」というのを思いつき、さっそく始めました。

名字だけを覚えようとするとまったく思い出せません。そこで、表札の位置、色、家構えや左右の家の順番、塀と庭、全体の雰囲気等々、山のような情報を毎日、追加していきました。すでにもっている過去に接した人の名字も重要情報になります。

こうしてインプット量は増えていきますが、うまくアウトプットできません。

それでも、毎日思い出せる数が徐々に増えていきます。その場に立つと思い出せるようになるのです。見ている情報（映像）をトリガー（きっかけ）にして情報を結びつけ、欲しい情報にたどり着いているのです。イメージと言語がα空間を介して結びつけば、成功です。

英単語ピーナッツ

もう一つ、チャレンジしていることがあります。それは、学生時代に覚えた英単語を再び記憶し直そうというものです。

思い出す力を重視するため、日本語と英語が同一のページではなく、表裏のページに出てくる『英単語ピーナッツ』（清水かつぞー著・南雲堂）という教材を使いました。

以前は英語リスニングが中心で何となく聴き取り、何となく意味が分かった学習法でした。いざ使う場面では、思い出す時間がかかり、学習効果は不十分でした。

ところが、今は「α君の部屋」での学習で大きな変化を感じています。英語と日本語のやり取りで、日本語と英語を結びつけ、日本語と英語を同時に学習している感覚です。この方法だと、すでに記憶している類似単語、発音の類似単語、他の教材で出現した共通文と気になる部分が引き出されます。

この学習のおかげで、単語を電子辞書で確認する時間が急増しました。

実は当時も同じ教材を使っていたのですが、何十年も前の白黒教材から改版された色つき教材は私のモチベーションを高め、音読、綴りを繰り返すことで効率よく、記憶のアウトプットが可能となります。

英語のシャドウイング

音読と異なり、聴いたままを口で発するインプットとアウトプットを時間差なしに行なうシャドウイングも不得意でした。そこで、馴染みのある学習教材を使い、耳、目、口、手の感覚器官を駆使してチャレンジすることにしたのです。スピードについていけるレベルまで、同じ教材を使って目、耳、口でオーバーラッピングを練習し、シャドウイングに移行します。この方法で少しずつ慣れていけると思います。スピード恐怖とできない不安が収まれば、不得手な英語のシャドウイングを克服する可能性が高くなります。

集中と記憶で耳・目・口の時間差を短縮

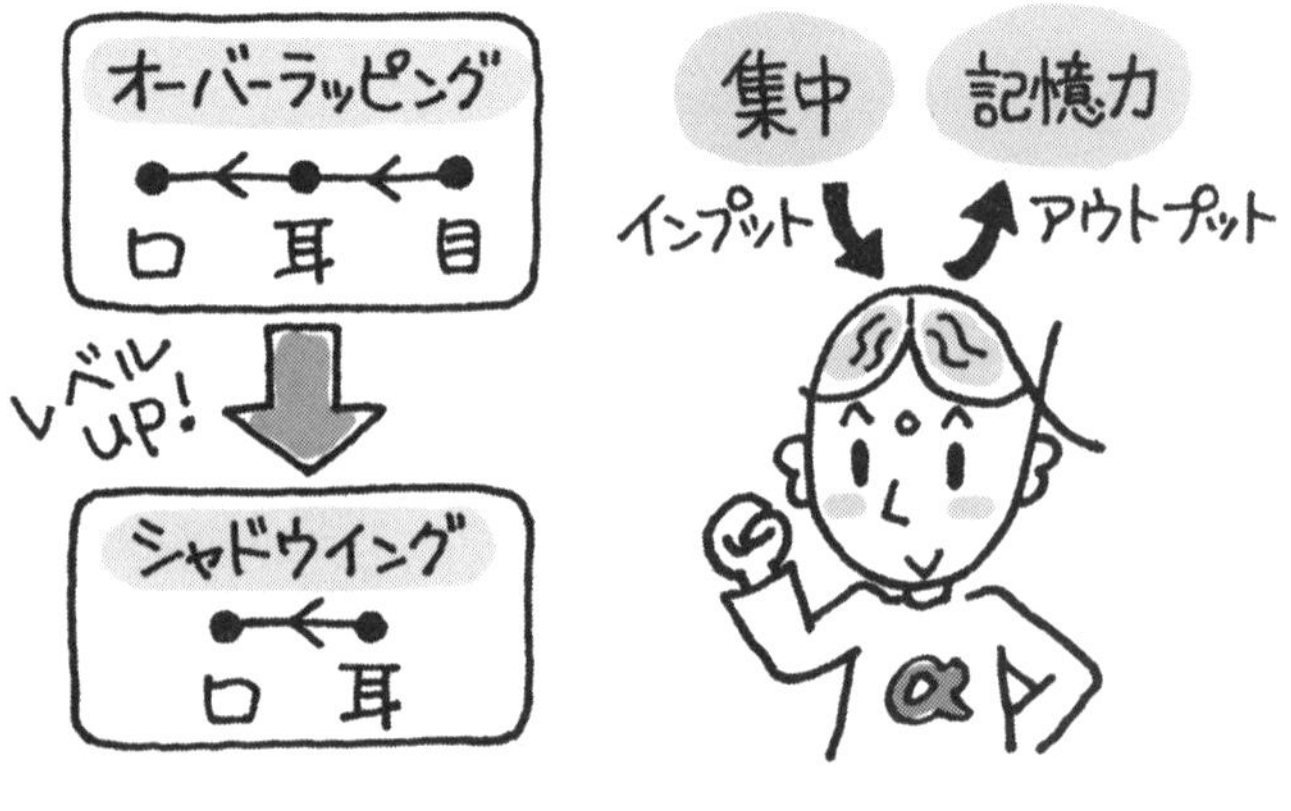

名文・古文の暗唱

子どもたちは暗唱が得意ですが、私は不得意で、はなからできないものと、チャレンジもしませんでした。これまで取り組んできた「α君の部屋」での学習は、私の記憶力を改善するのに有効だったのでしょうか。そのことを確かめるべく、音読から暗唱へ進める名文・古文の代表例を見つけ、チャレンジしてみました。

名文・古文のなかでも親しみやすく、できそうなものからスタートしてみると、予定していた６ページを暗唱することができました。今後、忘れたころにもう一度チャレンジして、１回めより容易に暗唱できることを確認したいと思います。

集中力と記憶力の関係

集中力は感覚器官（目・耳・口・手）の感度をいかに高め、より正確な情報をヒント情報と結びつけ、脳にインプットするかにつきます。

記憶力とは、インプット時の感覚残情報を頼りに、このヒント情報に結びつけられた正確情報を引き出す力（アウトプット力）です。目に焼きつく、耳にタコができる、口が回る、目・耳・口が覚えている感覚です。

集中と記憶力を結ぶ不思議な音

英語のシャドウイングは私にとっては不得意な分野です。耳と口の時間差ができると、もうその先に進めません。これに目が加わるオーバーラッピングはできますが、シャドウイングはどうしても無理です。

そんなとき、秋の夜長に不思議な体験をしました。虫の音が庭から聞こえていたのですが、なぜか英語の聴き取りがクリアーになり、口の動きがスムーズになりました。

すぐにスイッチが入り、さっそく「α君の部屋」で実証してみました。右後方から虫のシンフォニーを流し、左前方から英語音源を流し、シャドウイングにチャレンジしました。

するとどうでしょう、耳と口の時間差が縮小し、自分で納得するくらい学習効率が向上しました。

速音読、速読にも有効だと思います。みなさんも、ぜひ試してみてください。

「α君の部屋」に施した工夫

「α君の部屋」での学習効率を高めるために、色彩と使用する補助アイテムにもこだわりました。

脳を活性化するオーラ色

オブジェをどのような色にするかを評価する上で、ドキドキ感と透明感を優先しました。

あえて室内光のみの環境下でオブジェの角度を変えながらポイント評価しました。ドキドキ感および透明感の順位は、次のようになりました。

■ 色の特徴

色	特　徴
橙	行動力　維持力　ライオンの力
黄	好奇心　ワクワク　橙との組み合わせ
青	リラックスと集中　セロトニン分布
赤	プラス思考　自信　成功イメージ

橙＞黄、青（中間）＞青（淡）、黄緑＞青（濃）、ピンク、赤、緑（濃）ドキドキ感の順位に加え、色の特徴を加味してオブジェの色を決めました。

ヒラメキ学習を支えるアイテムの活用

（1）バランスディスク

前傾姿勢を保つ用具として、ゴルフの練習用に購入したバランスディスクを転用しました。まったく滑ることがなく安定した姿勢を保ちます。座席の後部に置くと自然にリラックス呼吸へ誘導できます。

（2）首サポーター

「α君の部屋」で学習すると、通常学習時より視線が高くなります。また、熱中すると長時間、同一姿勢が続くことも考えられます。私の体験から、念のため首保護用のサポーターを使うことをおすすめします。また、首サポーターを使うことで、通常の目の焦点から無理なくソフトアイに移行できるようになります。

（3）教材スタンド

教材スタンドは、左手で本を支える想定で、位置を少し高めに設定します。教材はやや立て気味にして、読みやすい角度に調整します。この教材スタンドの高さと角度はイメージ空間と言語空間をつくる上での必須アイテムです。教材の下部スペースが空いているスタンドを使うことで、そのスペースで教材内容を筆記し、情報のインプットおよびアウトプットを容易にすることができます。

（4）音源

ここでは、ウォークマンを使いました。音声位置を容易に移動できるものが良い点です。

（5）保冷剤

夏場は頭が熱くなるので首回りにアイスノンなどの保冷剤を使用すると、気持ちよく学習できます。

ヒラメキ学習で起きた変化とその成果

2019年夏から半年後の変化

「α君の部屋」の環境がほぼ整った2019年の夏から本格的に学習をスタートしました。

1　身体的および精神的な変化

- 眼の充血に悩んでいたが、解消している（ストレス）
- ストレスレベルはいつの間にか少し低下した（ストレス）
- セレンディピティ感度が増している（ポジティブ思考）
- ポジティブな夢を見るようになった（ポジティブ思考、イメージ）
- 同一姿勢で長時間学習したので、腰を悪くした（身体）
- 学習した後で、脳を使っている感、後頭部が少し重苦しい（身体）
- 集中力が増し、欠伸が出るまでの時間が延長している（身体）

●本の挿入イラストが気になり文章と一緒に見るようになった（イメージ）
●「α君の部屋」での学習に慣れてきた（身体）

このように、ストレス低減、ポジティブ思考、イメージ化が進んでいるようです。

2　学習指標（英会話、記憶力、読書速読）の半年での変化

●学習時に劣位感覚の視覚および触覚を活用
●インプット重視からアウトプットとのバランス（とくに音読重視）
●スピード教材へのチャレンジ（速聴、速音読、速読）
●劣位感覚の筆記に注目し理解度の確認に活用
●電子辞書でのヒント情報と結びつけイメージ化

■表1

三大指標	2019年夏以前	2019年夏以降
英会話	イヤホンを使う リスニング中心 スピード遅い教材	音声で聴く オーバーラッピング、シャドウイング中心 2倍速、3倍速にチャレンジ
記憶力	暗唱音読は諦めていた 黙読して覚える 思い出せない 電子辞書の使用頻度が少ない 筆記が少ない	音読から暗唱へ 音読して覚える 思い出そうとする 電子辞書の使用頻度が多い 筆記が増えてきた
読書速読	字を追いかけて読む傾向	視野が広がり、スキャンで速く読む

2019年夏から1年後の相対評価

英会話

- 英語の聴こえ方がだんだんクリアーになっている
- とくにLとRの聴き取りがレベルアップした
- オーバーラッピングからシャドウイングまがいになってきた
- 2倍速、3倍速に耳が慣れてきた
- 弱音やリエゾンがなんとなく耳に残る

記憶力

- 意味の分からない単語、フレーズについて、以前は消え去ったが、今は思い出そうとする意志と思い出す力が徐々に強まっている
- 以前は聴き取りの初めでつまずくと、後半は

表2　2019年夏から一年後の相対評価（感覚評価）

三大指標		2019年夏以前	2020年夏
英語	黙読で内容理解	60	80
	リスニング文把握	60	80
	オーバーラッピング	50	80
	シャドウイング	30	50
	スピード対応	30	70
記憶力	英単語ピーナツ	60	80
	英語の歌	40	60
	古文、名文暗唱音読	10	60
	英語トピックス暗唱音読	10	80
速　読		60	100

まったくお手上げであったが、後半部分の聴き取りは良くなっている

- 英語の単語の綴りが気になり、電子辞書で確認する頻度が多くなっている
- 毎朝のルーチンワークとして古文名文の暗唱音読が定着した
- 寝て起きたときに記憶がよみがえる気がする
- 今まで大嫌いだった漢字を電子辞書で確認できるようになった

速読

- 視野が大幅に拡大し、教材全体が一視野に入り、速読はほぼ完成した

速読の手法の一つに「フォトリーディング」というものがあり、過去にチャレンジしてみました

視野の拡大

が、まったく手に負えませんでした。今回、何年かぶりに参考本を読み直すと、不思議なことに、いとも簡単にフォトリーディングできたのです。「フォトリーディング」の参考本に出ていたフォト・フォーカスは「α君の部屋」でのソフトアイと同じ意味で、頭の上にミカンを思い描く集中法はα点のことでした。意外な一致で驚きました。

自分の学習スタイルを知り、学習を継続する

一番大切なことは、自分の学習スタイル（優位感覚）を客観的に知ることです。自分のスタイルを活用し、インプットとアウトプットのバランスをとれば記憶力は良くなります。聴覚優位な私は、リスニングに偏重した結果、常に思い出し（アウトプット）に不具合を感じていました。バランスをとるため、声に出し、筆記すると大きく改善できました。インプットは、アウトプットの準備と考えたほうがよさそうです。

表3と表4の関係を事例で説明します。たとえば、表3＊1では口のアウトプットを伴い、表4の「1目・耳・口」の語学・学習法はオーバーラッピングを選択することになります。

表3　脳のインプット情報とアウトプットの関係

情報インプット（活用する感覚器官）		情報アウトプット手段（有無）			
		発声（口）		書く（手）	
1　印刷物 ＋ オーディオ	目と耳から	○ ＊1	× ＊2	○	×
2　印刷物	目から	○	×	○	×
3　オーディオ	耳から	○	×	○	×

表4　語学・学習法と活用する感覚器官の組み合わせ

使用する感覚器官の組み合わせ	語学・学習法
1　目・耳・口	オーバーラッピング
2　目・口	音読、速音読
3　耳・口	リピーティング、シャドウイング
4　（目）・耳	リスニング、速聴
5　目	黙読、速読
6　口	つぶやき、暗唱
7　手	筆記（インプットおよびアウトプット情報の確認に適宜使用する）

＊2では口のアウトプットはないので、表4の「4（目）・耳」の語学・学習法はリスニングと速聴を選択することになります。

語学の学習法は多種多様です。目標、教材、学習スタイル、学習環境、学習時間配分等の要因を考慮して学習法を選択するとよいでしょう。私の現状は、成果が最大化するように目・耳・口・手をフルに使う工夫をしています。英会話の場合は、最後は耳と口になるので、言語から脱皮し、イメージでカバーできるように挑戦中です。

第5章

心と体の健康を支える「α君の部屋」

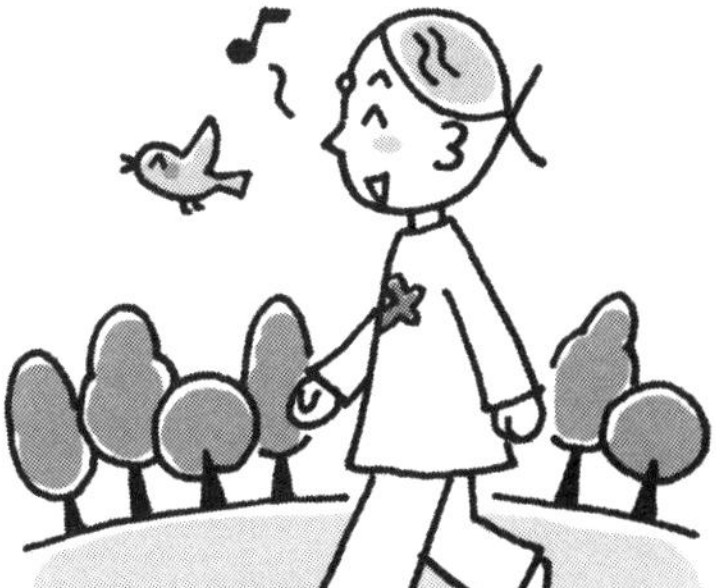

セロトニンで安心を得る

セロトニンバンド

第3章で紹介したとおり、私の発明品に「セロトニンバンド」と命名し、特許を取得した一品があります。発明のヒラメキは、あるイベントに参加したときに起こりました。

それは、地区センターで坐禅体験のセミナーが開催されたときのことです。地区の特徴で参加者は私を含めほぼ高齢者でした。その中の一人が「足が悪いので椅子に座り、坐禅をしたい」と要望しました。そのときに思いついたのが「セロトニンバンド」です。これを使えば椅子に座ったまま坐禅をすることができ、しかも前傾姿勢を保てて、丹田呼吸も可能になります。

「α君の部屋」では、「セロトニンバンド」を使ってリラックス呼吸の導入につなげています。

リラックス呼吸で気持ちの良い状態が保てるということは、脳内にセロトニンが分泌されている証拠です。

脳の3大神経伝達物質と自分

自分で名づけたリラックス呼吸に関して、有田秀穂さんの腹筋呼吸に近いとの情報が得られたので、参考本を読みました。リラックス呼吸は腹筋呼吸に該当し、セロトニン神経が活性化し、すなわちクールな覚せいに導いていくことが判明しました。

参考本に紹介されていた脳の3大神経伝達物質（セロトニン、ノルアドレナリン、ドーパミン）についての記述は非常に興味をそそる内容でした。それぞれ、セロトニンは共感脳の、ノルアドレナリンは仕事脳の、ドーパミンは学習脳の働きを活性化する役割を担っているとのことでした。ストレスの多

現代人に必要な共感脳

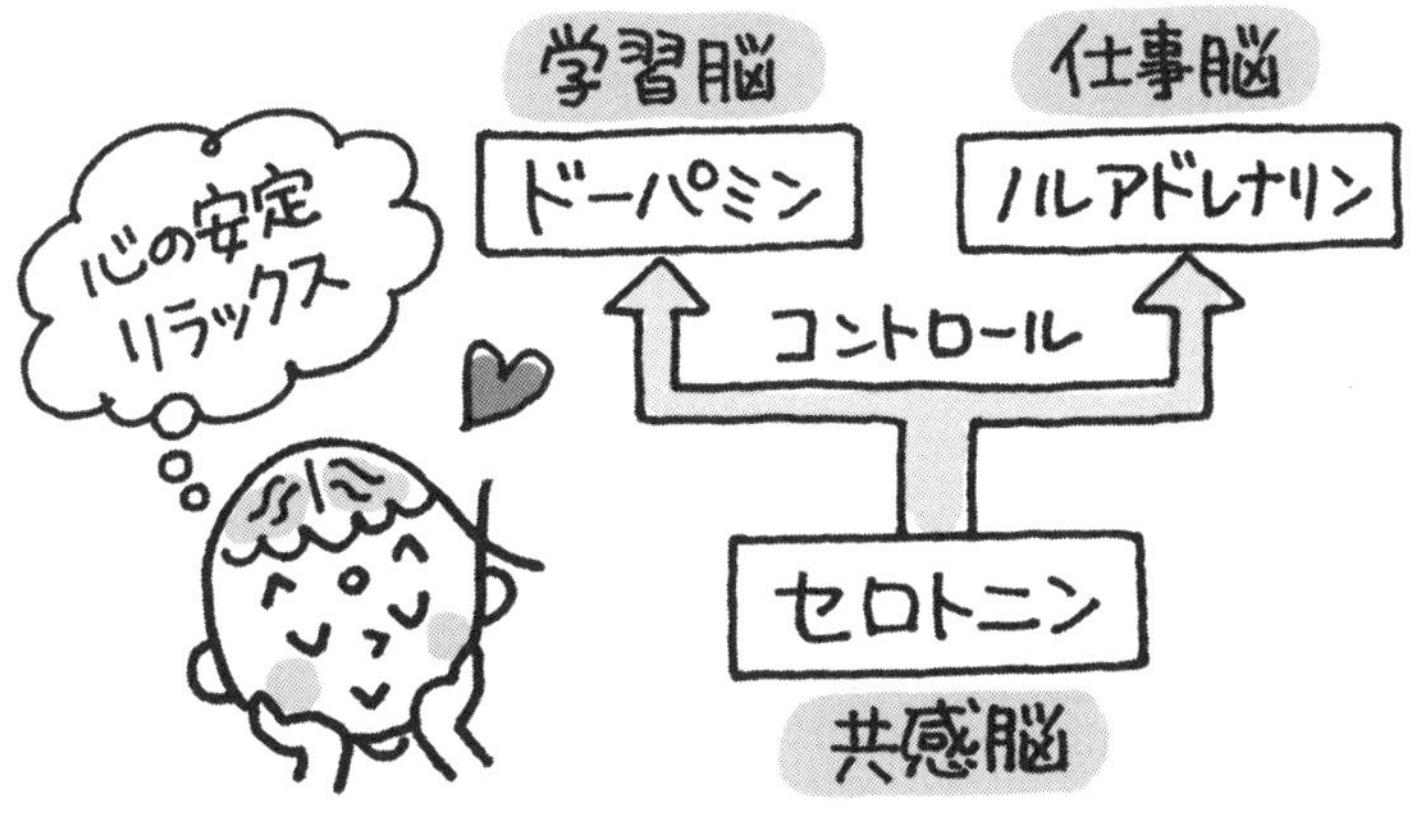

い現代社会を生き抜くには、セロトニンがキーワードで、ノルアドレナリン、ドーパミンの過度な働きをコントロールしてくれるようです。

自分に関していえば、若いときから仕事に関してノルアドレナリン神経が過敏で目標（課題）に対して完全にやり遂げたい意識がありました。ストレスは強く、家族や同僚に迷惑をかける反面、プロジェクト業務で成果を出し、達成感を得ていました。いわば仕事人間でしたが、運が良く病気にもなりませんでした。

学習に関しては、ドーパミン神経（学習脳）が重要です。自分としては、イメージ力が弱いこともあり、報酬へのこだわりは鈍感なようです。

できないと思っていたことが予想外にできたとき、ドーパミンが出て、プラスのスパイラルになるようです。

気になるニュースと安心について

朝、テレビを見ていると、やる気を打ち砕くようなニュースが毎日のように流れます。

いじめ、引きこもり、ＤＶ、麻薬・覚せい剤の常習、あおり運転を原因とした事件、犯罪、自殺が報道されています。

　われわれの次世代の対象者が多いようです。このようなニュースは見たくありません。自分の生きてきた過去を否定されるような感じがするからです。どうしてこのような日本になってしまったのでしょうか。快を求め、ストレスフリーの異常に気づかない人がいる一方で、生活、仕事に追われ、ストレスを受け続け、発散ができない人もいるという、人間の二極化が進んでいるのでしょうか。

　今の社会に必要なのは、人の気持ちや立場を共感し合うことではないでしょうか。そんな共感脳を活性化するのがセロトニンなのです。

「α君の部屋」で腹式呼吸の習慣を身につけ、日常生活でセロトニンを出しながら、プラス思考で安心して暮らしたいものです。

深い眠りと夢

「ドキドキオブジェ」とイメージ

「α君の部屋」で「ドキドキオブジェ」を眺めているだけでも、イメージ力を高めるトレーニングをするのと同じような効果があります。私が参考にした本では、イメージを高めるトレーニングとして、アイトレーニング、残像トレーニング、色・形のイメージトレーニングなどが紹介されていました。

私のようにイメージ力が弱い人は、イメージトレーニングが難しいのですが、「α君の部屋」で「ドキドキオブジェ」のオーラ色を見続けることで、無理なく自然と日常の生活でイメージ力がつき、夢を見るように変わっていきます。

私の場合は、夢の内容もプラス思考になり、怖い夢は見なくなりました。

深い眠り

興奮や集中した状態ではなかなか眠れないものです。やっと眠れたとしても浅い眠りで、寝不足感が残ります。寝起きに口が渇いているのは口呼吸をしていた証拠です。このような人は、リラックスと集中の切り替えができず、胸呼吸や半集中状態で「眠れない症候群」になっているのではないでしょうか。

「α君の部屋」で腹式呼吸を習得すれば、リラックス状態で無理なく眠りにつけ、深い眠りが得られて寝不足も解消できます。

速音読で認知症の予防

「α君の部屋」で語学学習を行なうときに使う教材に速音読があります。やり方は、テキストを見ながら音読をし、だんだんとスピードを上げていきます。

これは小学生が得意とする学習法で、とくに低学年では国語の教科書を使ってこの学習を継続すると、例外なしに教科書を閉じて暗唱できるようになります。

教科書一冊をほぼ暗唱できる子もいます。マンガが好きな子は没頭すると自分の世界へ入っています。

「ゆっくり正確に読みなさい！」ということだけが正しいと思っている親は、認識を変える必要がありそうです。

この学習法は、われわれ大人でも小学生のような柔らか脳へ戻る方法としておすすめです。

最近の研究でも、音読は認知症の治療として非常に効果的だということがわかっています。

速音読すれば、頭の回転速度が上がり、脳が作り替えられるというのです。

速音読で認知症の予防

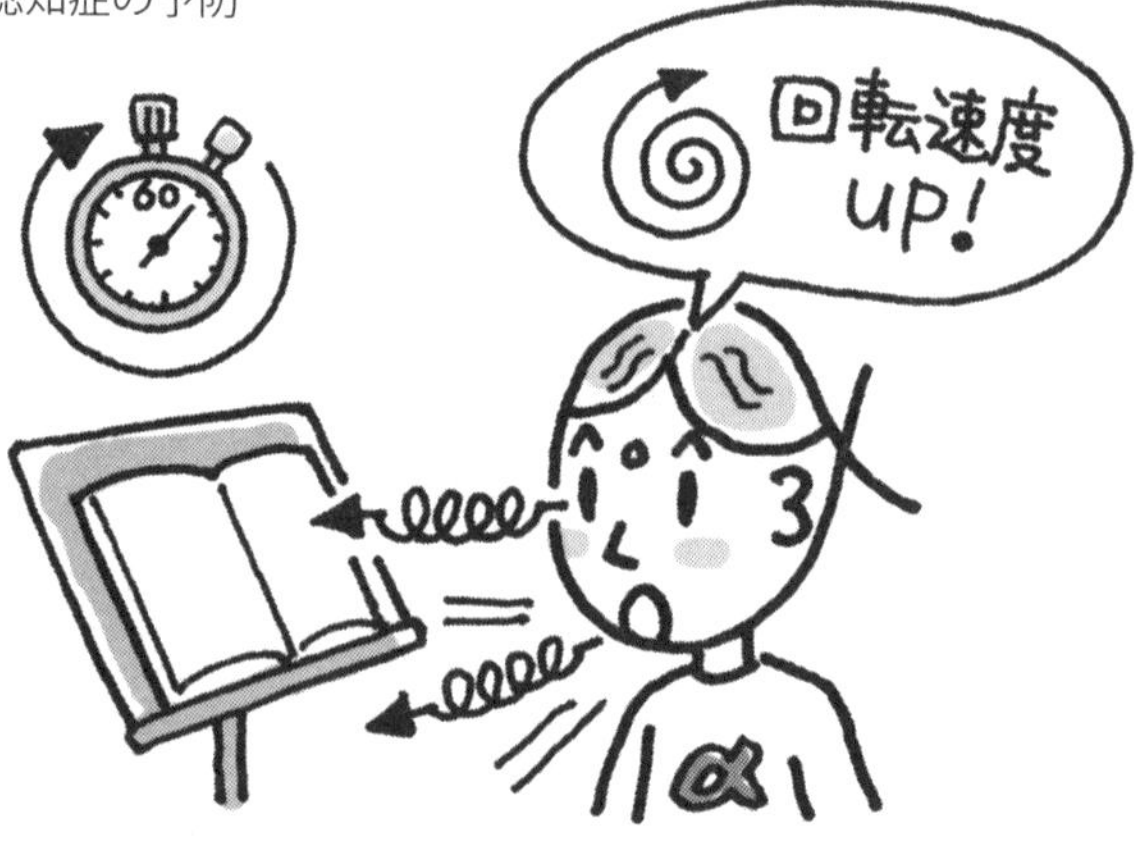

リラックス呼吸と集中呼吸で免疫力アップ

口の中を潤している唾液には、口内の汚れや細菌を洗い流す自浄作用や細菌の発育を抑える抗菌作用があります。唾液は加齢とともに減少するため、唾液の分泌を促す必要があります。

「α君の部屋」での腹式呼吸については、第4章に詳しく記載しました。

通常はリラックス呼吸の鼻呼吸をすることで、口腔内の乾燥を防ぎます。

学習時には、適宜、集中呼吸を行ない、口の縦運動をします。

この運動は、唾液腺マッサージ効果があり、唾液の分泌が活発になります。免疫力をアップする要因にもなります。

視力回復に効果的なソフトアイ

スマホやパソコンで長時間下を向いて作業し、目の不調を訴える人が増えています。「α君の部屋」での学習は、教材スタンドが工夫されているので、上を向いてソフトアイで遠くを見るため、学習終了時には視力は現状維持か、良くなっている傾向にあります。これは個人的な見解なので、ボランティアの方で、今後、検証したいと思います。たとえば30分間、「α君の部屋」での学習と、普通の部屋でのパソコン学習を比べた場合、その後の目の疲れや視力の回復に大きな違いがあります。

ストレス解消

ストレスの解消方法は人それぞれ違うと思いますが、私がおすすめしたいのは、リラックスモードに入ることです。

ストレスが蓄積するとどのような症状が出るのか、把握しておきたいと思います。私の場合は、目が充血する、怒りやすくなる、問題から逃避する、欠伸が出て眠くなる、などです。

日常生活でのストレス解消法

・私のストレス解消法を列記します。

①Let It Be を信条とし、なるようになると開き直る。ビートルズの歌を聴き、歌う。

②リラックス状態となれるリラックス呼吸をする。具体的には坐禅のポーズ、ウォーキング呼吸での散歩。

③児童コーチング、手品、木工パズルと好きな行動をする。

④Amazon で自分の好きなグッズを注文し、楽しみに待つ。

⑤百均ショップで「オヤッ！」と発してしまうほどのグッズを発見し、購入する。

⑥青色の車で早朝の海岸線をドライブする。

⑦児童やマドンナとの会話を楽しむ。

こうして書き出してみると、意外に選択肢が多いことに自分でも驚いています。

・毎朝、散歩をしていますが、ウォーキング呼吸について触れたいと思います。リラックス呼吸と集中呼吸をミックスしたものです。断続的に鼻で吸い込み、断続的に口から吐き出す呼吸法です。

左右の足の動きでリズムを取り、「スッスッ・ハッハッハッ」と、鼻から2回短く吸い、口から3回短く吐き出し、ウォーキングをスタートします。

テンポ（速度）は自分の体調に合わせ、無理のない範囲でコントロールします。苦しくなれば、「スッスッ・ハッハッ」と、2回短く吸い、2回短く吐いてウォーキングを継続します。

・最近、青色の力を感じます。車のボディを青色に変えたら妙に落ち着き、以前より冷静な運転ができています。学習部屋に使いたい色です。

α君効果で視野が広がり、スピードへの恐怖が取り除かれ、安定したドライブができているように思います。

「α君の部屋」でのリラックス

学習前のルーチンで、部屋に入ってから数分間リラックス呼吸し、安定状態を保ちます。椅子坐禅をルーチンにしてもよいでしょう。次にやり方を簡単に紹介します。

腹式呼吸を体感するために、「セロトニンバンド」を装着します。

体が安定し、前傾姿勢を取ったら、リラックス呼吸に入ります。目は半眼とし、約１メートル先の床をハードアイで見ることで、周りの環境がソフトアイとなります。

実際は、半眼なのでハードアイの世界しか見えません。ソフトアイ部分はまぶたの裏に映る感覚です。これで心が落ち着きます。

足裏はクッションを使い、椅子下で足首を半跏趺坐（はんかふざ＝片方の足の甲を反対の足の太ももの上にのせること）にすると瞑想も可能でしょう。

ところで、リラックス呼吸は血圧を安定させる効果もあるようです。

６月の暑い日に、かかりつけ医まで歩き、血圧の検査をしました。看護師さんが「いつもより高く１５０です。深呼吸をしてもう一度」と言うので、よい機会と思い、リラックス呼吸を数回し、再測定しました。結果は「１３０です」。看護婦さんには目を合わさず、思わずニンマリです。

学ぶ力を楽しむ

第2章で触れたように、学ぶ力は子どもにも高齢者にとっても、明日への希望に繫がります。朝、「α君の部屋」に入り、やる気を出して一日をスタートし、興味のある本を速読して楽しみます。わからないことや欲しいものの情報をパソコンや電子辞書を使って調べています。こうして蓄積した知識を、これからも自分の生活に生かしていきたいと思っています。

第6章

「α君の部屋」と第三の目（松果体）

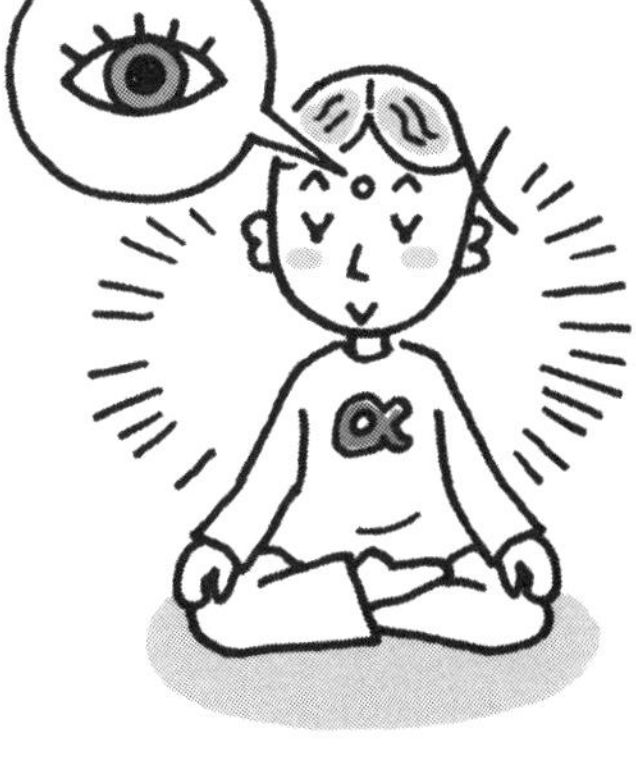

松果体を目覚めさせるイメージトレーニング

「α君の部屋」の構想半ばのころ、私が参考にしている七田式のガイドブック『右脳開発』の中に、松果体を目覚めさせるイメージトレーニング方法を見つけました（松果体については第3章「見つめキャップ」67ページ参照）。

それは、百会（頭のてっぺんにあるツボ）↓印堂（眉間にあるツボ）↓脳下垂体↓松果体のルートで光を流し、松果体を目覚めさせるという内容でした。

この方法でトレーニングを継続しましたが、なかなか上手くいかず、腑にも落ちませんでした。松果体とは何か。もっと勉強してみようと、越智啓子さん著『目覚めよ、松果体』という本を探し、読み始めました。本を手に取るたび、表紙カバーのホログラムがチラチラと光っていています。

速読した結果、松果体は宇宙からの光、エネルギー、波動を受け取るアンテナで、スピリチュアルなやり取りができる機能もあるということが書かれていました。

そこで、半信半疑でしたが、「α君の部屋」のα点を第三の目の入り口に想定してみました。

α点↓印堂↓松果体のルートで第三の目（印堂）をα点に向けると、不思議と宇宙のエネルギーを受け取る気分になります。

私の経験では、顎を少し出し、額を斜め上に向けると集中でき、効率よく学習ができるようです。

ホログラムのように光る円形にかたどったものを壁に貼りつけ、「α点オブジェ」が完成しました。

この日から、毎朝、「α君の部屋」へ入り、最初に松果体を目覚めさせるイメージトレーニングをして、気持ちよく一日をスタートしています。

松果体イメージトレーニング

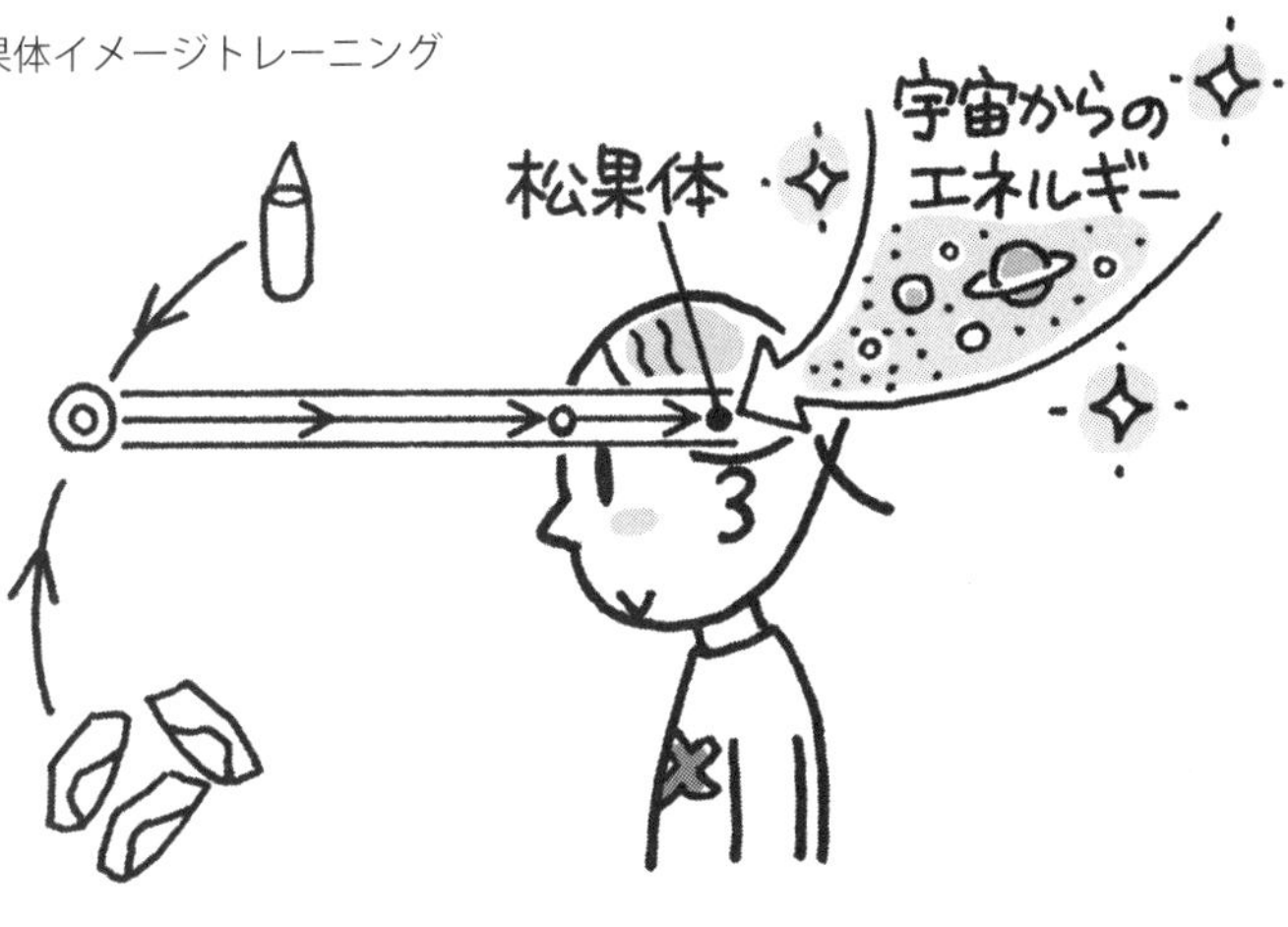

「α君の部屋」で松果体を活性化する

その後、『目覚めよ、松果体』を何回か読み直してみました。「α君の部屋」での学習で感じていた事柄と類似の記載が数多くありました。あまりの類似で驚きを隠せません。「α君の部屋」は、松果体を活性化するために存在しているようです。

以下、その記載例を紹介します。

リラックス

「松果体を活性化して、色々なイメージを見えるようになるには、リラックスが大切です。」

「まず、潜在意識にたまっている感情のブロックをはずして、開放してリラックスすることが大切です。」

「自分のインナーチャイルド（本音）が元気になるメニューを知っておくことは、第三の目を活性化するのにとても大切です。」

α君の部屋での学習では、リラックスを重視していますが、まさに、第５章の「ストレス解消」（１１０ページ）で取り上げた「日常生活でのストレス解消法」①〜⑦が、「自分のインナーチャイルド（本音）が元気になるメニュー」と明記されていてびっくりです。みなさんにもイメージが見えるようになることを期待しています。

チャクラ（氣）と色光線

「私たちの氣エネルギーの出入り口です。チャクラは七カ所あります。」

チャクラとは、エネルギーの出入り口のことで、スピリチュアルな世界と繋がる通路といわれます。「α君の部屋」では、この本で紹介された７つのチャクラのうち、第二チャクラのオレンジ、第三チャクラの黄色、第五チャクラの青色、第六チャクラのコバルトブルーを使っています。

坐禅

「実は坐禅でも第三の目が開きます。（中略）これは仏教で言う半眼状態でこの時第三の目が開くのです。」

「α君の部屋」では、第5章「『α君の部屋』でのリラックス」（113ページ）で、「セロトニンバンド」を装着し、椅子坐禅で半眼になる瞑想に触れています。

セロトニンバンドとセロトニンについても、「松果体はメラトニンだけでなく、幸せを感じるセロトニンという素敵なホルモンを分泌します」と書かれていて、ここでも共通項が見つかりました。

松果体は医学的にどこにあるか

「松果体は脳梁の前縁部真下付近にあって、身体の正中線上にあります。脳の中の右脳と左脳をつなぐ脳梁と呼ばれるバイパスで、情報が行き来しています。」

「α君の部屋」では、第4章「記憶力を良くするヒント」（85ページ）で、イメージ（右脳）

と言語（左脳）の脳梁（α空間）を介してのやり取りに関する記載があります。

恐怖は奥歯にたまっていく

「もしあなたが怖がりだったら、過去性の体験から不安や恐怖が潜在意識や奥歯にたまっているかもしれません。」

α君の部屋では、第4章「簡単にできる集中法」の「瞬きを止めてハードアイとソフトアイの世界へ」（83ページ）でスピードの恐怖、高所恐怖症が解消したことに触れています。

集中できれば、恐怖が消失します。

松果体はどこにあるか

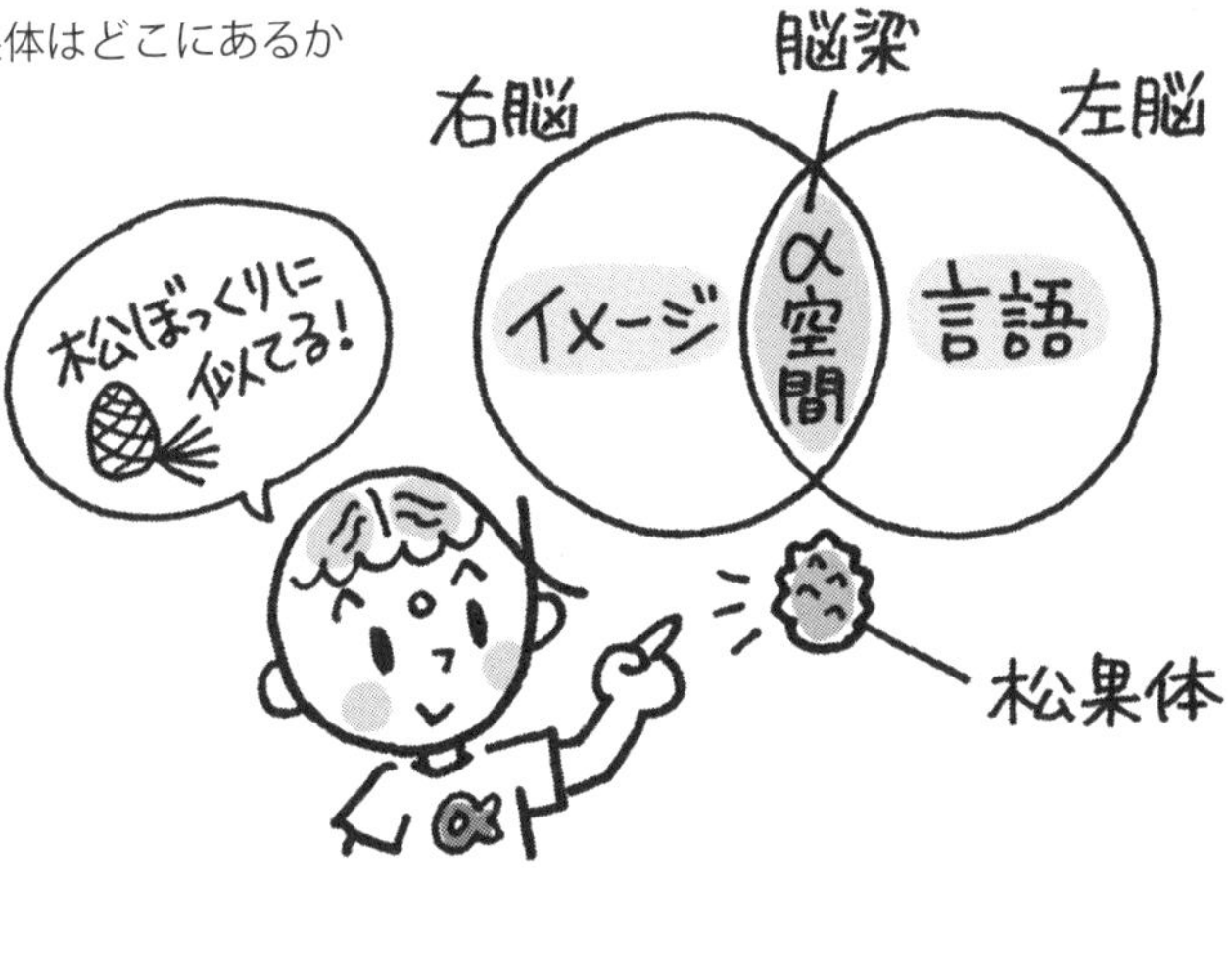

直感とインスピレーション

「松果体がまわれば、直感が冴えてきて、インスピレーションも湧いてくるようになります。」

「α君の部屋」では、第1章でセレンディピティに、第4章でヒラメキに、第3章で発見について触れているとおり、共通項が多々見つかります。私の松果体もまわり始めたのでしょうか。

その証拠に、私の発明インスピレーションは今も続いています。たとえば、最近のニュースで、高齢者の車両の運転において誤作動による事故が社会問題になっていることを知り、それを防止する車両シートの開発にたどり着きました。

第三の耳

「松果体を活性化すると第三の耳もひらく、第三の耳は肉体の耳の下のくぼみのところにあります。」

「α君の部屋」では、集中呼吸をしながら口を縦に開けてリスニングすると、非常に聴き取りやすくなります。耳横の耳下腺部分が動くことで刺激を受けているようです。

第二の口もほぼ同じところにあると推定されます。口の動きと発音が良くなります。後頭部の右耳と左耳の中間部にあるくぼみ（風府）が痒くなり気になります。

龍の「8」とセロトニンバンドの8

「松果体のエネルギーはスピンしています。龍が二柱合体してスピンして登っていくのを見たことがあります。数字の8に見え、横にすると無限大∞を表す記号になります。」

セロトニンバンドの「8」

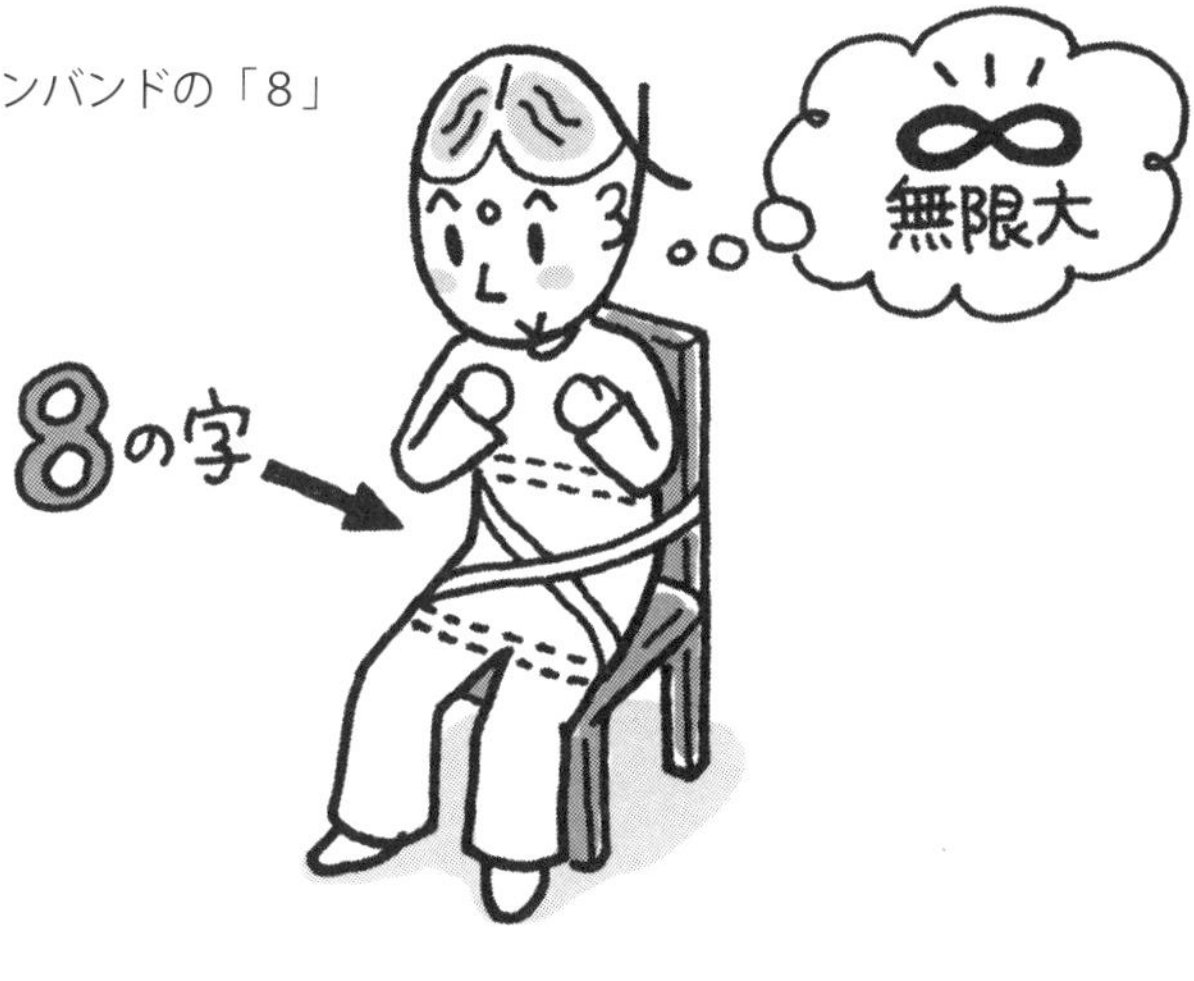

「α君の部屋」では、「セロトニンバンド」を8の字に巻きつけて使用します。無限大（∞）の力を感じます。

「見つめキャップ」と三つ目キャップ

「同音異義語が同じ振動と意味をもつこと」で言葉のパワーが得られるようです。

見つめキャップのインスピレーション

「α君の部屋」を本格的に使い始め、松果体（三つ目）の知識もインプットされたある日、第三の目を常に意識できるものを発明できないか考えるようになりました。リラックス呼吸は、鼻を介して、α点から空気を吸い込み、α点へ向けて息を吐き出すイメージがピッタリです。音読や沈黙、速読はα点へその情報をスワイプすると、一挙にスピードと理解度が向上します。

その発明が実現できれば、「α君の部屋」以外の部屋でも学習がはかどります。

見つめキャップの作成

持ち運びできて簡単に使用できる、ということで、すぐに帽子と結びつきました。帽子の種類は、細工箇所の広いキャップを使うことに決め、α君の部屋を小型化できないか試作を続けました。キャップはAmazonから5種類を購入しました。

「ドキドキオブジェ」を小型化し、つば裏に貼りつけ、α点が現れる組み合わせを模索しました。

ある日の朝、キャップをかぶると第三の目（印堂）部分にX印の虚像が現れました。ブルーのX印です。

後でわかったのですが、第三の目は第六チャクラ（氣、エネルギーの出入り口）でコバルトブルーの光線が出ているそうです。

学習時の「見つめキャップ」の使い方

学習前に「見つめキャップ」（三つ目キャップ）をかぶり、X点が現れるように、位置および角度を調整します。「α君の部屋」と異なり、ブックスタンドを使わず、教材を机の上に置いたり、手で持ったり自由に使えます。もちろん、ブックスタンドを使うことも可能です。常にX点（第三の目）を意識しながら学習できます。

X点と情報交換しているイメージです。

どのような学習効果を得られるのか

自然にリラックスモードから集中モードへ移行できるので、どのような学習でも効率が良くなります。まずは速読、速音読、リスニングでチャレンジしてみてください。集中呼吸を併用するとよいでしょう。

短時間、小間切れ学習に活用し、まとまり、長時間学習は「α君の部屋」を使用することをおすすめします。

見つめキャップと能面

「能の面をかぶって小さな穴から外を見ますが、それがちょうど第三の目から見ているような感じだそうです。」

「見つめキャップ」のX点と松果体が結ばれているのかもしれません。頭の後部がむず痒くなるのは、そのせいでしょうか。

能面と見つめキャップの共通性

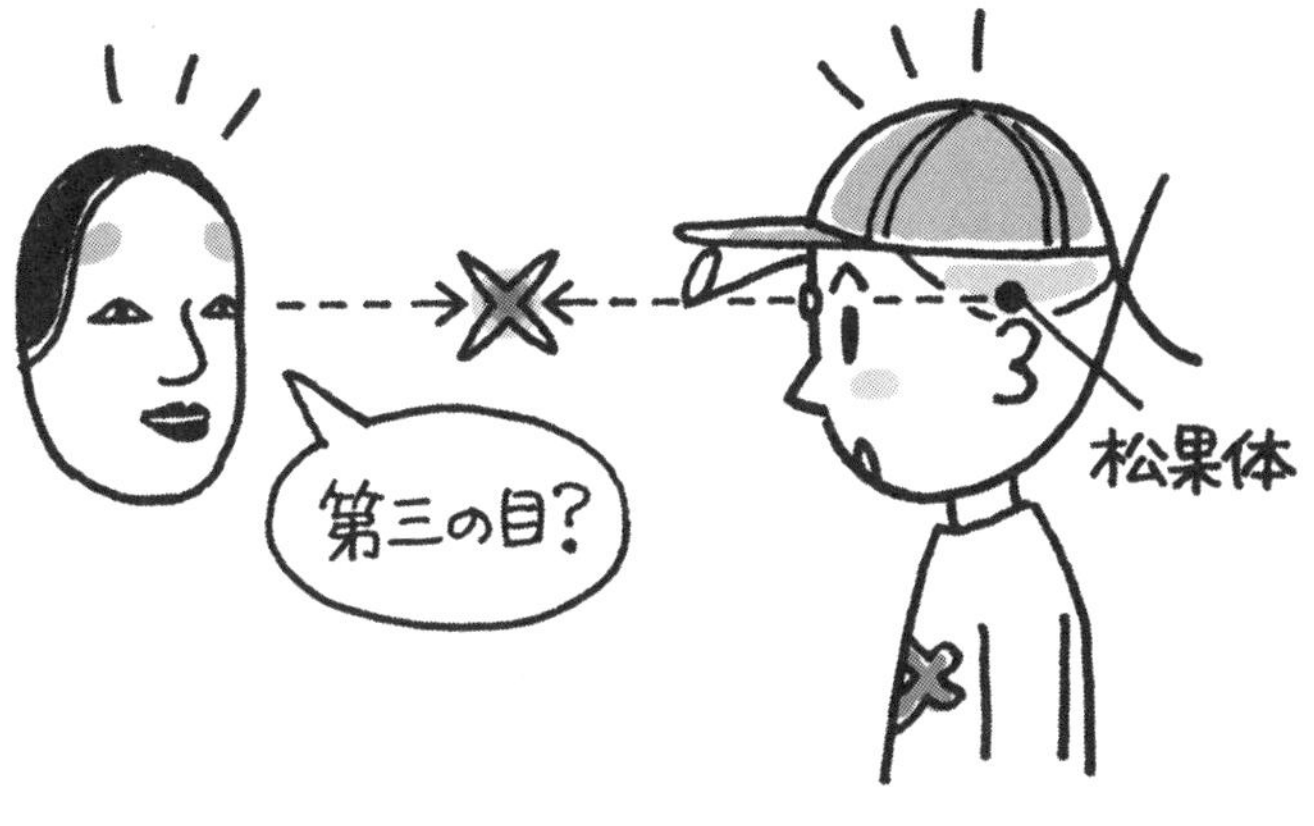

第7章

「α君の部屋」を使用する学習者をコーチングでサポートする

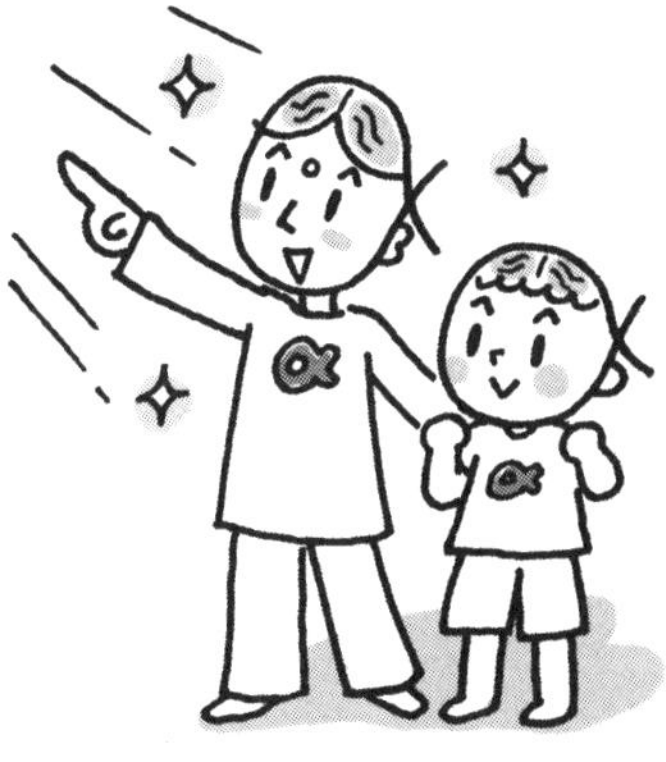

「α君の部屋」の開発は、学習効率が悪く、悩んでいる人の救世主になることが目的でした。私の場合はセルフコーチングをすることでここまでたどり着くことができましたが、初めて「α君の部屋」を使用する学習者は、学習前のオリエンテーションと学習中のコーチングのサポートを受ければ、確実にそれぞれのゴールへ到着できるはずです。

セルフコーチングしてきた自分と、今後、チャレンジする学習者とを対比しながら、コーチングフローで追跡してみたいと思います。

セルフコーチング

目標設定

私のターゲットは、「自分に適した学習法を見つけ、英会話をレベルアップし、必要な知識を習得し、ボランティア活動に生かす」ことです。

自分のデータベースの書き出し

第1章「自分のデータベースを作成」（18ページ）をご参照ください。

現状認識と行動

現状である効率の悪い学習法から、効率の良い、右脳を活用する自分に適した学習法を摸索しました。私の場合は、「α君の部屋」での学習法を発明したことで、工夫しながら確立することができました。

一定期間で評価し、最終目標へ

自分に適した学習法と「α君の部屋」を活用した1年間の結果を評価したところ、具体的な目標「速読技能の完成」「ボランティア活動できる英語レベル」「記憶力の維持・改善」の3指標で満足できる評価が得られました。今はさらに前進している最中です。

学習者のオリエンテーション

目標を明確にする

学習者は「α君の部屋」で学習し、知識・技能のリソースを得て、それを武器にゴールを目指しましょう。

何を達成したいのか、どのような理想状態をつくりたいのか、目標の大小は別にして、声を出して宣言してください。

まず達成イメージを表現することが大切です。

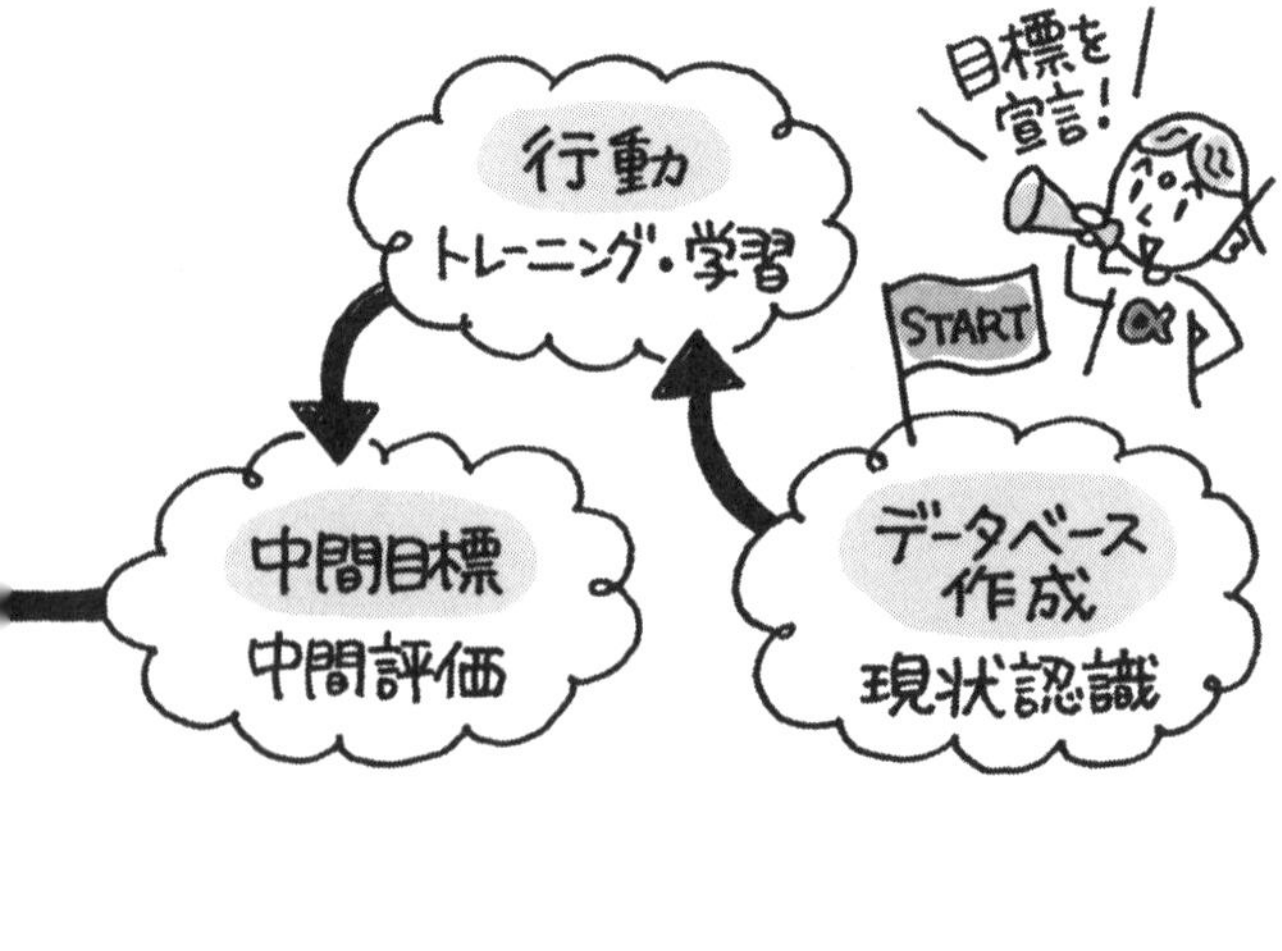

データベースを整理する

学習者自身の特徴や学習に関する現状の問題点を把握しましょう。

以下に代表例をあげます。

①コミュニケーションタイプ
②学習スタイル（優位感覚）
③学習に関する現状（学習効率、集中力、イメージ力、記憶力等）
④ストレスとその解消法
⑤体と心の健康状態
⑥一日の習慣　など

本書を読んで、学習に関する自分の問題点を解消し、「α君の部屋」が救世主になれるかどうか、可能性を探ります。興味本位で本気度がない場合、効

「α君の部屋」での学習者とコーチング

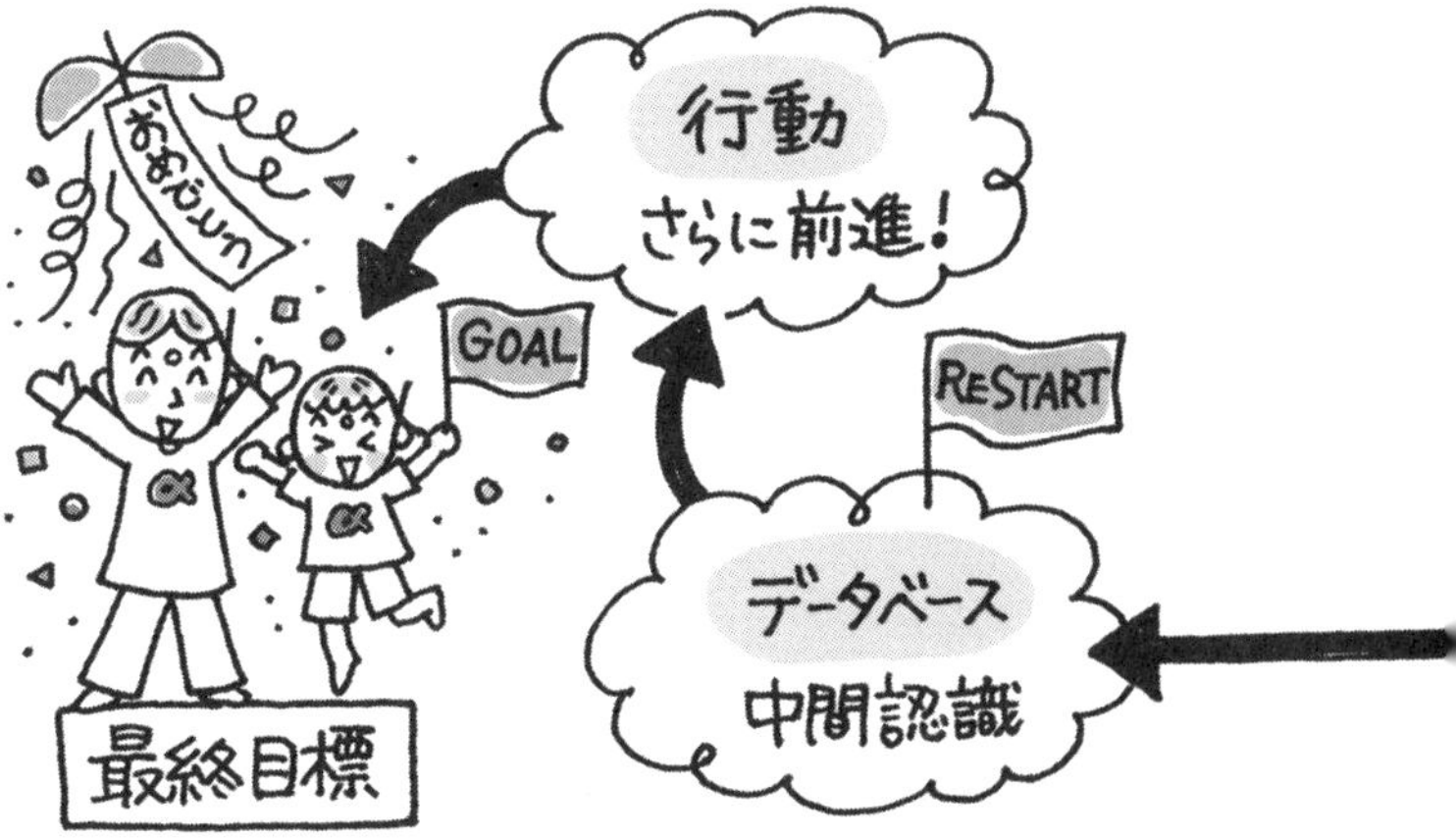

果は期待できないので注意が必要です。

学習者の現状認識と行動

現状学習法の問題点

学習者は、現状の学習法の問題点を箇条書きにして整理してみましょう。「α君の部屋」で学習することで、その問題点は解消できるかどうかを考察し、解消の可能性があれば、次に進みます。

行動することで良い変化をつくる

「α君の部屋」で学習する選択をした場合、「α君の部屋」を適正に使うトレーニング、すなわち、第4章で取り上げたトレーニングを、学習と並行して実施し、学習効率につなげながら試行学習しましょう。一定期間ごとにコーチングを受け、疑問点や問題点を解消することが大切です。

評価し、さらに最終目標へ前進する

教材にもよりますが、集中力、記憶力については、本人の感覚的な評価は理にかなった評価といえます。

学習効率向上の評価については、あらかじめ期間を決め、具体的に項目を設定しておきましょう。評価基準を想定しておくと評価しやすくなります。

「α君の部屋」開発者としては、最低1年間の継続を要望します。その1年の間には、いろいろな気づきがあり、必ず学習者に道は開けると信じています。

おわりに

「α君の部屋」に入って1年半を迎えようとしています。

最初は〝学習部屋〟のイメージからスタートしましたが、その後、進化し、今では学習部屋というより、自分自身をアクノレッジ（存在承認）してくれる心地よい空間となっています。

また、この発明は、学習に関する目標へ向けての思いつきからスタートし、行動し、ゴールへたどり着くというコーチング事例にもなりました。そして、本書では、心と体の健康に貢献できるということも主張できました。

さらには、「見つめキャップ（三つ目キャップ）」の開発によって、松果体のスピリチュアルな雰囲気に触れることもできました。

一番印象に残っているのは、学習に関して自分自身に投げかけた疑問、「どのようにして集中するのか」「記憶力は本当に良くなるのか」との問いに対し、具体的な答えを見出すことができたことです。

今回の発明に関しても、出版に関しても、貴重な人とのセレンディピティがありました。

特許登録に関する本を購入したことから、その著者である一般社団法人発明学会の中本繁実会長と出会うことができ、発明と本出版のアドバイスをいただくことができました。その後、木村浩也弁理士と出会い、5種類の登録申請にこぎ着けました。また、出版にあたっては、全面的なサポートをいただいた編集担当の八木下知子さん、イラスト担当の幡谷智子さん、私をアクノレッジ（存在承認）し、協力いただいた皆様に心から深く感謝いたします。不思議なことに妻の名前も知子で、発明に関しても暗黙の承認をしてくれているようです。

次の一歩としては、「α君の部屋」の実用化に向けた取り組みを開始したいと考えています。「苦手な学習にも取り組みたい」「もっと自分を高めたい」など、志ある人の手助けを少しでもできれば、本望です。

どのようなオリエンテーションを行ない、それぞれの特徴を活かし、学習を継続するか――。コーチングを実施しながら「α君の部屋」での学習をサポートできれば最高です。

私の夢は、学童保育で出会った天使のような子どもたちが、大人になる過程で、あるいは大人になってから学習に行き詰まったときに、「α君の部屋」と友だちになることで、さらに大きく成長してくれることです。

先日、「α君の部屋」に入ろうとすると、ふと頭に昔流行ったザ・スパイダースの「なんとなく、なんとなく」のメロディーが流れてきました。実に楽しい気分です。α君のテーマ曲はこれに決めました。

2021年1月吉日

尾﨑　昭雄

参考書籍

七田眞　『七田式超右脳開発トレーニング』　総合法令出版

右脳開発友の会　「七田式右脳開発ガイドブック」　株式会社しちだ

森田勝之　『ダッシュ脳で頭が10倍冴える』　マガジンハウス

茂木健一郎　『脳を活かす勉強法』　ＰＨＰ

茂木健一郎　『脳を活かす仕事術』　ＰＨＰ

有田秀穂・中川一郎　『セロトニン脳健康法』　講談社

大貫崇　『呼吸力こそが人生最強の武器である』　大和書房

ポール・Ｒ・シーリィ　『あなたもいままでの10倍速く本が読める』　フォレスト出版

斉藤英治　『超聴き超読みで頭の回転がみるみる良くなる！』　日本実業出版社

大童法慧　『運を活きる「一息の禅」が心を整える』　さくら舎

伊藤守　『コーチングの教科書』　アスペクト

上林靖子等　『ティーチャーズ・トレーニング』　中央法規出版

越智啓子　『目覚めよ、松果体』　廣済堂出版

五木寛之　『下山の思想』　幻冬舎

中本繁実　『一人で特許の手続きをするなら』　自由国民社

七田眞　『七田式超右脳英語トレーニング』　総合法令出版

森田勝之　『ストーリーで学ぶ英語リスニング』　ＤＨＣ

森田勝之　『ニュース英語のリスニング基礎』　ＤＨＣ

清水加津造　『英単語ピーナツほどおいしいものはない』　南雲堂

清水建二　『つぶやき英語で自分のことがどんどん話せるようになる』　総合法令出版

苫米地英人　『英語は逆から学べ　英会話トレーニング編』　フォレスト出版

齋藤孝　『速音読』　致知出版社

著者紹介

尾﨑昭雄（おざき・あきお）

1945年終戦の年、山口県に生まれる。札幌、東京へと移住の間、都立高校転入試験失敗、大学入試失敗。1968年慶応義塾大学工学部応用化学科卒業。同年三共株式会社に入社、生産部門歴任。第一三共株式会社・会社統合プロジェクトのリーダーを務め、その後、取締役専務執行役員。退社前にコーチ資格を取得し、自分のコーチングスキルの向上を図る。2012年退職し、現在、学童保育のボランティア活動で児童コーチングを展開中。長年、脳の活性化に興味をもち、2019年春から発明「α君の部屋」に着手し、夏から実用テストをスタート。2020年夏開発がほぼ完了。現在、実用化へ向け構想中。

趣味は小学生向け手品、認知症予防木工パズル、健康ゴルフ、散歩、発明。

学習《がくしゅう》に悩《なや》める人《ひと》の救世主《きゅうせいしゅ》「α君《あるふぁくん》の部屋《へや》」

2021年5月8日　第1刷発行

著　者　尾﨑昭雄《おざきあきお》
発行者　落合英秋
発行所　株式会社 日本地域社会研究所
〒167-0043　東京都杉並区上荻1-25-1
TEL （03）5397-1231代表）
FAX （03）5397-1237
メールアドレス　tps@n-chiken.com
ホームページ　http://www.n-chiken.com
郵便振替口座　00150-1-41143
印刷所　中央精版印刷株式会社

ISBN978-4-89022-278-0

日本地域社会研究所の好評図書

知識・知恵・素敵なアイデアをお金にする教科書
億万長者も夢じゃない!

中本繁実著…あなたのアイデアが莫大な利益を生むかも……。発想法、作品の作り方、アイデアを保護する知的財産権の取り方までをやさしく解説。発明・アイデア・特許に関する疑問の答えがここにある。

46判180頁/1680円

AI新時代を生き抜くコミュニケーション術

大村亮介編著…世の中のAI化がすすむ今、営業・接客などの販売職、管理職をはじめ、学校や地域の活動など、さまざまな場所で役に立つコミュニケーション術をわかりやすく解説したテキストにもなる1冊。

46判157頁/1500円

誰でも発明家になれる!
できることをコツコツ積み重ねれば道は開く

中本繁実著…自分のアイデアやひらめきが発明品として認められ、製品になったら、それは最高なことである。誰にでも可能性は無限にある。発想力、創造力を磨いて、道をひらくための指南書。

46判216頁/1680円

人生遅咲きの時代
ニッポン長寿者列伝

久恒啓一編著…人生後半からひときわ輝きを放った81人の生き様は、新時代を生きる私たちに勇気を与えてくれる。長寿者から学ぶ「人生100年時代」の生き方読本。

46判246頁/2100円

現代医療の不都合な実態に迫る
患者本位の医療を確立するために

金屋隼斗著…高騰する医療費。競合する医療業界。増加する健康被害。国民の思いに寄り添えない医療の現実に正面から向き合い、現代医療の問題点を洗い出した渾身の書!

46判181頁/1500円

体験者が語る前立腺がんは怖くない

前立腺がん患者会編・中川恵一監修…ある日、突然、前立腺がんの宣告。頭に浮かぶのは仕事や家族のこと、そして治療法や治療費のこと。前立腺がんを働きながら治した普通の人たちの記録。

46判158頁/1280円

日本地域社会研究所の好評図書

三つ子になった雲　**難病とたたかった子どもの物語　新装版**

モデルに、重度の障害をかかえながら国会議員になった舩後靖彦が、口でパソコンを操作して書いた物語。

Ａ５判上製３６頁／１４００円

思いつき・ヒラメキがお金になる！　**簡単！ドリル式で特許願書がひとりで書ける**

中本繁実著…「固い頭」を「軟らかい頭」にかえよう！小さな思いつきが、努力次第で特許商品になるかも。出願、売り込みまでの方法をわかりやすく解説した成功への道しるべともいえる１冊。

Ａ５判２２３頁／１９００円

誰でも上手にイラストが描ける！基礎とコツ　**知っておけば絶対トクする優れワザ**

阪尾真由美著／中本繁実監修…絵を描きたいけれど、どう描けばよいのかわからない。または、描きたいものがあるけれどうまく描けないという人のために、描けるようになる方法を簡単にわかりやすく解説してくれるうれしい指南書！

Ａ５判２２７頁／１９００円

子ども地球歳時記　ハイクが新しい世界をつくる

柴生田俊一著…『地球歳時記』なる本を読んだ著者は、短い詩を作ることが子どもたちの想像力を刺激し、精神的緊張と注意力を目覚めさせるということに驚きと感銘を受けた。ＪＡＬハイク・プロジェクト５０年超の軌跡を描いた話題の書。

Ａ５判２２９頁／１８００円

神になった猫　**天空を駆け回る**

一般社団法人ザ・コミュニティ編／大泉洋子・文…ゆくえの知れぬ主人をさがしてさまよい歩き、荻窪から飯田橋へ。たどり着いた街でたくさんの人に愛されて、天寿（享年２６）をまっとうした奇跡の猫の物語。

Ａ５判５４頁／１０００円

次代に伝えたい日本文化の光と影

三浦清一郎著…新しい元号に「和」が戻った。「和」を重んじ競争を嫌う日本文化に、実力主義や経済格差が入り込み、歪みが生じている現代をどう生きていけばよいのか。その道標となる書。

４６判１３４頁／１４００円

※表示価格はすべて本体価格です。別途、消費税が加算されます。